死にゆく人の心に寄りそう

医療と宗教の間のケア

玉置妙憂

光文社新書

まえがき

私がまだ僧侶になる前、消化器外科の看護師をしていたときのことです。

「おばあちゃんが、ご飯を食べなくなった」と言って連れて来たご家族と、診察前の面談をしました。

「治療方法にもいろいろあって、胃に穴を開けてそこから直接食物を流し込む、胃瘻《いろう》という方法もあります」というような説明をしながら、「ただ、食べなくなったのは自然なことかもしれません」というお話もしたのです。人生の着地点に向かっているときには、私たちのようにお腹が空いて苦しいという感覚はなく、ご本人は満ち足りているのだ、と。ご家族も、「おばあちゃんももう95歳だし、これまで頑張ってきたしね」「もう何もしないでおこう」と、確認し合っていました。

そして、医師の診察時。ご家族が質問しました。「胃瘻を作らないとしたら、どういうことになるのでしょうか?」と。医師の答えは、「ものを食べないということですからね。餓死することになります」でした。その途端、家族全員がハッとして、次の瞬間「胃瘻をお願いします」と言っていました。

みなさんは、このご家族の決断を、どう思われるでしょうか? 起こっていることは一つです。けれども、それをどう見るかで、選ぶ道が変わります。

このときから何年も経って、今は胃瘻を造設する高齢者は減っていますが、それでも「餓死」と言われたら、どうでしょうか。「胃瘻は作りません」と言えるでしょうか。もちろん、医師に悪気はありません。配慮が足りなかったといえばその通りですが、科学的に見れば餓死であることは事実なのです。

ただし、死が近いとき、人がものを食べなくなるのもまた事実です。食べることは生きていく上での大前提であるため、私たちは「食べられない」状態を非常事態と思い、とても心配します。しかし、死にゆく人にはもう、食べ物は必要ありません。食べないのが普通なのですが、多くの人はそのことを知りません。

あるいは、尿の量がわずかになったら「もう間もなくだ」ということも。寝たきりの方の導尿バッグに溜まった尿の量を、看護師は毎日チェックしますが、尿量が増えなくなったら、多くの場合その方は間もなく亡くなります。これらは医療者ならば誰もが知っていることですが、死が病院のものになって久しいためか、一般的には、死にゆく人の体にどのような変化が起こるかは、ほとんど知られていないようです。このような話をすると、驚かれたり、「そういえば」と過去の看取《みと》りを振り返って納得されたりすることが多々あります。

とはいえ私も、心臓血管外科、脳外科、消化器外科、乳腺外科と、外科畑の看護師として多くの死に立ち会ってきましたが、半年間休職して自宅で夫を看取るまで、自然に枯れていく人の死を見たことがありませんでした。夫はがんの転移が見つかり、病状が厳しいことを知ったとき、それ以上の治療を拒んで自宅で亡くなりました。

初め私は医療者として、まだできることがあるのにしないことに、憤りを感じました。夫の頑固さに怒りもしました。しかしやがて、長い時間をかけて枯れていく夫の姿にうたれている自分に気づきました。人はこのように美しく枯れて死んでいくことができるのか、と。

そして夫が亡くなったあと、出家しました。明確な理由はありませんでしたが、今思えば、医療者としての自分に、何かモヤモヤしたものを感じていたのかもしれません。

これから日本では、自宅で亡くなる人が増えていきます。「自宅で最期を迎えたい」と望む人が多いこともありますが、入院すること自体が困難になるという事情もあります。年間の死者数が130万人を突破し、さらに増え続けている日本では、病院のベッドが今後ますます不足します。好むと好まざるとにかかわらず、自宅で最期を迎えるしかないかもしれないのです。

そのとき、本当に、自宅で、自分たちで、最期を迎えられるでしょうか?

ずっと自宅で看ていたのに、最後の最後に、死にゆく人の身に起こった変化に驚き、救急車を呼んでしまう家族がいます。救急車で運ばれれば延命措置がとられますが、すでに着地態勢に入っている人が、それで元気になって退院できるわけではありません。救急車が到着したときすでに亡くなっていたり、救急病院に運ばれて24時間以内に亡くなったりすれば、変死扱いになり警察が介入します。

病棟にいたときは、「ここまで自宅で頑張ったのに、なぜ?」と思いましたが、自宅で夫を看て、「無理もない」とわかりました。看護師として幾多の死に立ち会ってきた者でも、惑うのです。

また、剃髪《ていはつ》した姿で訪問看護に行くと、末期の患者さんの話す内容が変わった、ということもありました。それまでは体のことだけだったのが、心の内を語るようになったのです。人生の着地態勢に入ったとき、治療の及ばない地点に至ったとき、人は医療とは別のものを求める。いわば、生きていくための医療と死後の宗教の間にある、死にゆく魂のケアを求めるのです。

この段階に至った人に対して、私たちはどうすればいいのでしょうか？　なぜ死ぬのか、死んだらどうなるのか、どうして死ぬのが私なのか。このような答えのない問いに、本人とともに向き合うことができるでしょうか。


こんな風に言うと、自宅で最期を迎えるのが怖くなったかもしれません。でも、大丈夫。心配ありません。少し前までは、みんなそうしていたのですから。

ただ、今は昔と違って死が身近でなく、経験値がありません。親しい人の死に接することで積めたはずの経験がありませんから、あらかじめ少し学んでおく必要があります。死にゆくとき、人の体と心にどのような変化が起こるのか。看取る人が、それをどう感じるのか。

どう行動すればいいのか。そのようなことを知っておくことで、「ああすればよかった」「こうしなければよかった」という後悔を、減らすことができるかもしれません。

そのために本書ではまず、死にゆく人の体と心に起こることを見ていきます。人には個人差がありますが、基本を知っておけば、いざというとき慌てずに済みます。そして、私が夫を看取ったときのこと、僧侶になった過程などもお話しします。一つの具体例をご覧いただくことで、在宅での看取りのイメージがつかめるかもしれません。さらに、死にゆく人の魂とはどのようなものなのか、それをケアするとはどういうことなのか、どのようなスタンスでいればいいのかなどについても考えます。

また、死にゆく人ではないものの、とても生きづらい人たち、依存症などの精神疾患の人たちとの関わりについても述べます。このような人たちの抱える問題もまた、医療とスピリチュアルなもの双方のアプローチが必要だという意味で、医療と宗教の間にあるからです。

最後に、医療と宗教が交わる場として、僧侶が医師であった時代のことや、現代のホスピス、台湾の「臨床宗教師」事情などを簡単に述べます。台湾では、修行と経験を積んだ僧侶・臨床宗教師が、病棟や自宅で医療者と協力して看取りに当たっています。医療のケアが及ばないところを臨床宗教師がケアする仕組みは、多死時代の日本における一つの指針となるかもしれません。

では、本書がみなさんとみなさんの大切な人の、人生の着地点を照らす小さな灯《あか》りになることを願いつつ、まずは、死にゆくとき人の体と心にどのような変化が起こるかを、見ていくことにしましょう。

目次

第4章　生きていく人の心に寄り添う

企画・構成　佐々木とく子

第1章　死に向かうとき、体と心はどう変わるのか

1　死にゆく人の体と心に起こること

①死の3か月前頃から起こること

外界に興味がなくなり、内に興味が向く

まず初めに、死にゆくとき、人の体と心にどのような変化が起こるかを見ていきましょう。人には個人差がありますから、必ずしもこの通りになるわけではありませんが、だいたいの流れを知っておけば、いざというとき慌てずに済みます。

死の予兆は、おおむね3か月前から現れ始めます。

多くの場合初めに現れるのは、外に向かうベクトルがなくなって、内向きになることです。人に会ったり出かけたりしなくなり、世の中で起こっていることにも興味がなくなって、テレビや新聞も見たくなくなります。特にこれといって体がつらいわけではありません。考えてみれば、死に向かうとき外界に興味がなくなるのは、当然のことではないでしょうか。

私たちが、たとえば天気予報やニュースを見て外界の情報を収集するのは、生きるために外に出かけて行くからです。じきに着地しますというときには、もう出かけて行く必要がありませんから、外の情報を収集する必要がなくなります。雨が降ろうが雪が降ろうが、外で何が起こっていようが、関係ないのです。

その代わり自分の内側に興味が向いて、これまでにどういうことをしてきたか、それでどうなったか、などといったことをしきりに話したりします。端からは、「また昔の自慢話をしている」と見えることもあるのですが、本人にしてみれば、昔のことを話しながら一生懸命自分自身の人生の整理をしているのです。

出かけもしないで昔話ばかりしているのですから、家族はとても心配になります。それで、「家にばかりいるとボケちゃうわよ。たまには外に出てきたら？」などと言いますが、本人は出かけようとしません。

この時期はいわば、家族が見ている世界と死にゆく人が見ている世界が、だんだん離れていく時期なのです。

食欲が落ちて食べなくなる、やせる

しばらくすると、今度は食欲がだんだんと落ちてきます。

私たちがものを食べるのは、肉体を維持するためです。もうじき死ぬということは、この肉体を脱ぎ捨てるということですから、肉体を維持するための栄養は、それほど積極的に摂らなくてもよくなるのです。したがって、ごく当たり前のこととして、食が細くなります。そして、やせていきます。

しかし、周囲の人たちには、着地態勢に入ったことがわかりません。死が近いことに気づかないのです。それで「食べなきゃダメだ」と、無理にでも食べさせようとしますが、「何も食べる気がしない」とか「おいしくない」と言って、食べません。具合が悪いから食べないのではなく、自然の流れとして食べなくなっているのですが、周囲はそれがわかりませんから、心配して病院に連れて行きます。

病院は、「食べないんです」と訴えられれば、なんとかしなければなりません。そこで、食物を細かく刻んだり、ペースト状にしたりして、まずは形態を変えて食べてもらおうとします。食べてもらえなければ、高カロリーの輸液を点滴する。それで間に合わなければ、鼻から胃までチューブを通して栄養を入れる。それでも間に合わなければ、胃に穴を開けて胃瘻を作り、胃に直接栄養を入れる。このようにして、栄養が摂れない状態をなんとか阻止しようとするのです。

栄養を入れれば、〝餓死〟はまぬがれます。とはいえ、着地態勢に入った人がもう一度元気になって歩けるようになる、走れるようになる、ということではありません。数か月、あるいは数年という単位で寿命が延びることはありますが、その間ベッドを降りて自由に動けるか、何か楽しいことができるかといえば、難しいかもしれません。一旦着地態勢に入った人は、何をしても着地に向かって高度を下げていくものです。

もちろん、まだ着地態勢に入っていない人の場合は、胃瘻を作って栄養を入れることが無駄ではありません。回復して元気になり、胃瘻を外せる人もいます。しかし、そのようなケースは基本的に何らかの病気で、治療の一環としての胃瘻です。それまでと特に変わったことがないのに食が細くなった、というようなケースとは異なります。

眠くなり、夢を見ながらうつらうつらとする

この時期にはまた、よく眠るようになります。昼も夜もなく、うつらうつらと眠っているのを見ると、家族はまた心配になります。眠ってばかりいると、体も頭も鈍ってしまうよう

な気がするからです。それで、無理にでも起こして「趣味の集まりにでも行ってきたら」などと言いますが、出かける気配はありません。

夫も、この時期にはよく眠っていました。本人としては、「あまり寝てばかりいてはいけない」という気持ちがあったのでしょう、よく私に許可を求めてきました。「寝てもいいですか?」と。「どうぞ寝てください」と答えていましたが、このときはまだ「余命3か月を切った」とは思っていませんでしたから、単純に「体が睡眠を欲しているのだろう」と思っていただけです。

この頃の眠りは、熟睡ではなく浅く、夢をたくさん見ているようです。夫もたくさん夢を見ていましたが、病棟の看護師をしていた頃も、患者さんからよく「夢を見ていた」と聞きました。起きているときに、興味が内に向いて昔話をよくするのと同様、うつらうつらとした意識の中でも、これまでのことを思い出し、人生を整理しているのかもしれません。

②死の１か月前頃から起こること

血圧や心拍数、呼吸数、体温などが不安定になる

死までの期間が1か月を切ると、しだいに体のバランスが崩れて、血圧や心拍数、呼吸数、体温などが不安定になります。

私たちの体は、ホメオスタシス（恒常性）を保つために非常な努力をしています。恒常性とは、体の内外の環境が変わっても一定の状態を保つことです。たとえば体温は、冷たいものを飲んでも熱いものを飲んでも、寒くても暑くても、36度前後に保たれています。心拍数や呼吸数なども、運動をすれば増えますが、じきに元に戻ります。私たちが一個の独立した生物として生きていくには、恒常性を保つ必要があり、恒常性を保てることが、すなわち生命力がある証拠です。

着地態勢に入った人には、恒常性を保つだけの力が残されていません。そのため血圧、心拍数、呼吸数、体温などが、これといった原因がなくても上がったり下がったりして、しかも振り幅が大きいのです。

その影響を受けて、体にも変化が表れます。たとえば、暑くもないのに、肌に触れるとベタッとしていることがあります。これは、血圧が急に下がって冷や汗をかいているのです。私たちの場合、急な冷や汗はなにかしらのトラブルが原因で起こることが多いのですが、そのような特別な原因がなくても、血圧が下がって冷や汗が出るのです。

また、肌や爪、手足の血色が悪くなり、黄色っぽくなったり青白くなったりします。これは、血圧が下がって体の隅々まで血液が回らなくなったことと、呼吸機能が落ちてガス交換がうまくいかず、酸素を十分に取り込めなくなったことが原因です。酸素を十分に取り込めないと、酸素と結合した鮮赤色のヘモグロビンの割合が減り、酸素と結合していない暗赤色のヘモグロビンの割合が増えて、血液が真っ赤ではなくなります。そのため肌や爪が黄色っぽく見えたり、手足の先が青白くなったりするのです。

さらに、飲み込む力が弱くなって、液状のものも飲み込みにくくなります。食欲はなくても液状のものなら飲むことができていたのが、それもできなくなっていくのです。

これらはすべて、着地点に向かう人にとっては自然なことですが、健常者に同じことが起これば緊急事態です。そのため、血圧が急に下がったり水が飲めなくなったりすると、「たいへんだ、なんとかしなくては！」と慌てて、救急車を呼んでしまうことがあります。救急車で運ばれれば、昇圧剤や水分などを点滴されます。

昇圧剤を点滴すれば血圧は保てますが、その効果は永遠ではありません。体の変化に抗《あらが》えず、やがて血圧はまた下がり、心停止に至ります。水分の点滴は、着地点に向かっている人にとっては、効果よりも負担の方が大きくなってしまう場合があります。臓器の機能が落ちているため、入れた水分が吸収できずに溜まっていき、体がむくんでしまうのです。

痰が増え、しばらくすると元に戻る

亡くなる２週間から１週間ほど前になると、痰《たん》が増えてゴロゴロ音がします。痰が口から溢れるほどの場合には、必要最小限の吸引をしますが、そうでなければ何もしなくても、２、３日で自然に痰は消えます。ただし、点滴をしていると痰はどんどん増えていきます。

人によっては、亡くなる数日前から数時間前に、痰が増えてゴロゴロ音がすることがあります。これを「死前喘鳴《しぜんぜんめい》」と呼びますが、痰の増加が起こる時期の違いであり、現象としては２〜１週間前に起こる痰の増加と同じです。

私たちの気管は、粘液で被《おお》われています。呼吸によって取り込まれた埃《ほこり》や細菌などの異物をキャッチするためですが、一方、粘液が流れ落ちて肺に入ると肺炎を起こします。そのため、気管には線毛と呼ばれる細かい毛がたくさん生えていて、それが運動して粘液と異物を喉の方に押し出しています。これが痰ですが、線毛運動がこの頃になると弱まってくるため、外に出せなくなって痰が溜まるのです。

痰が絡んでゴロゴロ音がしたりすると、私たちは「苦しいだろう」と思って心配になりますが、実は本人はそうでもないようです。

通常であれば、痰が増えるのは、細菌やウイルスに感染したときです。細菌やウイルスは私たちにとって異物ですから、感染して増殖すると、それを体の外に出そうとして痰も増えます。感染による炎症も起こっていますから、喉が痛いし咳も出ます。それで苦しいのです。ところが、着地点に向かう人の場合は、細菌やウイルスに感染しているわけでも、炎症が起こっているわけでもありません。線毛運動が弱まって、溜まった粘液がゴロゴロしているだけです。そのため、端から思うほど本人は苦しくないと言われているのです。

この痰は2、3日すると自然に消え、元の呼吸に戻ります。線毛運動が弱まった、それまでよりも低いレベルで、調子が整ったのだと考えられます。

ただしこのとき、点滴を入れていると、いつまで経っても痰が消えません。痰の材料は水分だからです。点滴を入れることでどんどん材料を供給しているのですから、痰も無尽蔵に作られます。そうなれば、痰を吸引せざるを得ません。ところが、吸引するための器具を気管に入れることで、さらに痰が増えてしまいます。器具は気管にとって異物ですから、排出しようとして痰を増やすのです。この悪循環に陥ると、最初は1時間に1回の吸引でよかったのが、30分に1回になり、10分になり、5分になりと、最後は痰との戦いになってしまいます。

点滴には何らかの薬剤を入れる場合と、そうでない場合があります。必要があって薬剤を入れているときは、痰が増えるからといってやめるわけにはいきませんが、着地点が見えているときの点滴は、多くの場合リンゲル液、要するに水分です。食べられないから、飲めないから、なんとかしてくれと訴えられたから、とりあえず点滴をする。血圧が下がってからでは末梢静脈が細くなってしまい、針を刺そうにも刺せないため、容体が急変したときすぐ薬剤を入れられるように、あらかじめルートを確保しておく。そのような意味での点滴であり、内容は単なる水分なのです。

夢か現《うつつ》かわからない不思議な幻覚を見る

この頃になると、1日のほとんどを眠って過ごすようにもなります。そして、夢とも現ともわからない不思議な幻覚を見たり、意味のない体の動きをしたりします。意味のない体の動きとは、暑いわけでもないのに、布団を掛けても掛けてもはいでしまう、というような動きです。不思議な幻覚とは、亡くなった家族や実在しない人と会ったり、知らない場所に行ったりしたことを、現実のようにリアルに体験することです。

「亡くなったお母さんが川の向こうで手を振っていた」というような、俗に〝お迎え現象〟と言われる類の話も多いため、それを聞かされると家族は「縁起でもない」とか、「何バカなことを言ってるの」などと否定してしまいがちです。言われた自分の気持ちがザワザワするからです。けれども本人にとってそれは、縁起でもないことでもバカなことでもなく、ごく普通に〝体験した〟こと。否定せずに、本人の世界を認めながら聞くことが大切です。

病棟にいた頃、私も患者さんから不思議な話をよく聞きました。あとから数えれば、亡くなるまで３週間を切っていた患者さんに、「毎晩、船が来る」という話を聞いたこともありました。毎晩、毎晩、船が来て、船頭に「乗せてくれ」と言うのだけれど、いつも乗せてもらえない。船が空なのに乗せてもらえない、と言うのです。

医学的には、このようなお迎え現象は、脳が酸欠になっているために見る幻覚だとされています。亡くなるまで１か月を切る頃には、ガス交換がうまくいかず、慢性的な呼吸不全に陥る場合があります。そのため、体内では酸素が不足してきます。体内で最もたくさん酸素を使うのは脳ですから、脳が最初に酸素欠乏に陥ります。そして、酸欠になると脳は幻覚を見るのです。それは、高山病になると幻覚を見ることなどからもわかっています。

ただ、このように科学的な説明はつくのですが、いろいろな患者さんの話を聞くと、それだけでは説明がつかないことがあるような気もします。

③死の数日前頃から起こること

急に体調がよくなる

亡くなる数週間から数日前には、パッと調子がよくなることがあります。

それまでは、血圧や心拍数などもどんどん不安定になってくるし、言うこともなんだかおかしいし、という状態だったのが、急に体調がよくなって、意識もクリアになります。そして、「誰それに会いたい」と言ったり、「あれはあそこにあるから」と言ったり、好物だったものを「食べたい」と言って実際に食べたりします。

ただし、この状態は長くは続かず、1日か2日でまた元の状態に戻ります。したがって、食べたいものがあればそれを食べる最後のチャンス、入院していて「家に帰りたい」と言っているなら、家に帰る最後のチャンスです。

一つだけ例を挙げると、膵臓がんの末期で、看護師がみんな「もうこのまま亡くなるだろう」と思っていた患者さんがいました。ところが、この患者さんがある日突然、とても調子がよくなったのです。以前からずっと「家に帰りたい」と言っているのを知っていた家族が、帰宅するチャンスだと判断して、家に連れて帰りました。そして、「ピザを食べたい」と言うのでピザを取ると、それまで何も食べられなかったのに、実際にピザを食べることができたのだそうです。けれども、1日だけでまた調子が悪くなり、病院に戻って3日後に亡くなりました。

このように、着地態勢に入った人が着地寸前で、パッとクリアになることがあります。きちんとお別れをする時間が与えられているのだと、私は理解していますが、医学的には「低いところで全身のバランスが整った状態」のようです。それまでガタガタとバランスが崩れてきていたのが、一瞬ギリギリの低い位置でバランスが整い、また崩れていくのだろう、と。

この状態は、長くは続かないと同時に、再び訪れることもほぼありません。いわばラストチャンスなのですが、家族には往々にしてそれがわかりません。

家族にしてみれば、「やっとよくなった」と思うのです。それで、私たちが「家に帰るチャンスだから、帰ってみませんか?」と勧めても、首を縦に振りません。「やっと体調が上向いたのに、今家に帰ったりしたら、また悪くなってしまう」と。「もっとよくなれば、ゆっくり帰れるんだから、何も慌てて帰ることはない」と言って、チャンスを見送ってしまうのです。あるいは、「お寿司を食べたい」などと言われて、「まだ早いんじゃないの? これからいくらでも食べられるんだから」と、却下してしまうこともあります。

看護師は経験でわかっていますから、「残念だ」と思うのですが、「これがラストチャンスです」とか、「もうすぐ亡くなるんです」とは言えません。人には個人差があり、100パーセントそうだとは言い切れないからです。もどかしい限りです。また、個人差という意味では、最後に調子が整う時間は全員にあるわけではなく、徐々に下降していって、そのまま亡くなる人もいます。

血圧や心拍数、呼吸数、体温などがさらに不安定になる

ほんの短い間だけ調子がよくなったあとは、また体のバランスが崩れて、血圧や心拍数、呼吸数、体温などがさらに不安定になっていきます。なかでも目立つのが、呼吸の乱れです。呼吸のリズムが不規則になって、呼吸と呼吸の間隔が広がっていくのです。

すると、「息がおかしい!」と慌てて、救急車を呼んでしまうことがあります。呼吸の状態によっては、救急車が到着したときすでに亡くなっていたり、それまでにかかったことのない救急病院に運ばれて24時間以内に亡くなったりする可能性もあります。そうなれば、変死扱いになって警察が介入し、死因を特定するために解剖が必要となる場合もあります。

呼吸が不規則だと、すごく苦しそうに思えて、つい救急車を呼びたくなりますが、着地間近な人にとってこれは自然な経過です。端から思うほど、本人は苦しくないのです。

また、呼吸が安定しないために酸欠状態がさらに進み、じっとしていられなくて、意味のない体の動きが増える場合もあります。手足をぶつけて怪我をしないように、寝ている場所

の周囲を片付けたり、ベッドから落ちないように気をつけたりする必要があります。

④死の24時間前頃から起こること

尿が出なくなる

亡くなるまで24時間を切ると、極端に尿が出なくなります。

尿の量は徐々に減り、その頃にはもう出てもわずかですが、それがついに出なくなります。導尿バッグをつけている場合は、溜まった量を見ればわかりますし、そうでない場合はオムツをチェックする際にわかります。たとえば2時間おきにオムツをチェックしていたとして、5回、6回と濡れていない状態が続いたら、亡くなるまでの時間はもうそんなに長くないと考えていいでしょう。

下顎《かがく》呼吸になる

一般的には、尿が出なくなるのと同じ頃から、下顎呼吸が始まります。下顎呼吸とは、顎を上下に動かしてする呼吸で、これが始まると、残されているのは24時間程度です。したがって、入院している場合には、このタイミングで「親族に集まっていただいた方がいい」と告げます。

自宅の場合には、このとき家族が救急車を呼んでしまうケースが多々あります。それまで静かに息をしていたのに急に様子が変わり、顎を上下させて息をする姿が、苦しくてあえいでいるように見えるためです。けれども、この呼吸は人が亡くなる際の自然のプロセスであることを思えば、ひどく苦しいわけではないと考えた方がいいでしょう。

実際に、次のようなケースもあります。

その患者さんは在宅療養をしていて、その日は医師と私の2人で訪問診療にうかがいました。といっても、点滴も何もしていないので、体調をチェックするだけです。いつものように居間に通されると、患者さんは車椅子に座って、家族と談笑していました。ところが、明らかに下顎呼吸をしているのです。

下顎呼吸が始まる頃には、呼べば目を開ける程度の反応はあっても、意識が低下しているのが普通ですし、私は意識が低下した患者さんしか知りませんでした。そのため非常に驚いて、帰りの車中で「先生、あれは……」と言うと、「そうだよね、下顎呼吸だったよね」と、医師も内心驚いていた様子です。やはり、下顎呼吸なのに談笑している人は診たことがなかったのです。それで、「でも、車椅子に座っていたし、話をしていたし……。やっぱり違うのかな」と言っていたところ、その日の夜8時頃、亡くなったと連絡がありました。

訪問診療が午後2時頃でしたから、6時間後。やはりあれは下顎呼吸だったのです。が、少なくともこの患者さんは、家族と談笑していたのですから、苦しくなかったと言ってもいいのではないでしょうか。

下顎呼吸は、最終の着地態勢に入った印です。死にゆく人を静かに見守り、最後の時間をともに過ごすことができれば、それに越したことはありません。

尿と便がバッと出る

下顎呼吸になったあと、心停止が起こる前に、それまで出なかった尿と便が、今度は一遍にバッと出ます。血圧が低下して、体中の筋肉が緩むため、筋肉でできている尿道口や肛門も緩んで、体内に溜まっていたものが出るのです。

これが起こると、あとは間髪を容《い》れず、心停止に向かって進んでいきます。

いきなり尿と便が出ると驚きますが、そのおかげで、亡くなったあとの体の中はきれいに空になっています。人は自分で自分の体をきれいに空にして、亡くなるのです。

ただしこれは、昇圧剤の点滴などを入れていない場合です。この段階で入院している人は多くの場合、血圧を保つために昇圧剤を点滴しています。すると、尿と便がバッと出ることがないまま、心停止に至ります。

病院では、ご遺体から尿や便が漏れ出ることのないよう詰め物をさせていただくのが常でしたが、自然な流れの中で自分で自分の体を空にした人には、この処置は必要ありません。

目が半開きになり、涙が出る

ときには、目が半開きになって涙が出ることがあります。

これも失禁と同様、血圧が低下して筋肉が緩んだために起こることです。筋肉が緩んで瞼《まぶた》を閉じていられなくなると、目の角膜が乾きます。角膜が乾くと、生理現象として涙が出るのです。

まったくの生理現象なのですが、それを知らないと、「泣いている。悲しいのだろうか?」とか、「死ぬのがイヤなのか?」などと思い、動揺してしまいます。ただし、なかには「いい人生だったと思って、感謝の涙を流している」というように、肯定的に捉える家族もいます。そのような場合には、敢《あ》えて「生理現象です」と言わなくてもいいでしょう。

息を吸って、止まる

最後に、呼吸が止まります。止まるときは、息を吸って亡くなるケース、息を吐いて亡くなるケースの両方がありますが、私が見てきた限りでは、息を吸って亡くなるケースが多かったように思います。

生まれるとき人は、呼吸筋で肺を押して息を吐くところから呼吸を始めます。生まれたとき「オギャー」と言うのは、息を吐いているわけで、人は息を吐いて生まれ、息を吸って亡くなるのです。〝息を引き取る〟とはよく言ったものです。

2　大切な人の死に直面した人の心に起こること

①何もすることがないと不安になる

することがなくなって手持ち無沙汰になる

大切な人が死にゆくとき、それを看取る人の心にも変化があります。これまでも折にふれて述べてきましたが、もう少し詳しく見ていきましょう。

亡くなる3か月ぐらい前、人生の着地態勢に入る頃になると、周りの人が本人に対してできることが減っていきます。

外に出かけられるうちは、「こんな催しがあるから行ってみたら?」とか、「一緒に買い物に行こう」などと促していたのが、「どこへも行きたくない」と言われれば、無理に行かせることもできません。ご飯を食べられるときは、少しでも食べやすいものをと思い、さまざまに工夫したのが、「食べたくない」と言われれば、無理に食べさせることもできません。

それで家族は、「何もしてあげられない」「何をしたらいいのか」と、手持ち無沙汰で落ち着かない気持ちになります。私たちは、何かすることがある方が、大変ではあっても落ち着いていられるのです。そのため、することがなくなると、本人のためというよりも自分たちの不安を鎮めるために、何かしてしまうことがあります。「家では何もできないけれど、病院なら何かしてくれるかも」というように。

何かしてあげたいと思う気持ちは尊いものですが、本人が望まないのであれば、特別何かをしてあげなくてもいいのかもしれません。一緒にいる時間を作って話を聞いたり、手や足をさすってあげたりする。着地間近の人には、そんなさりげない触れ合いの方が、大きな意味を持つのです。

「食べたくない」と言われて心配になる

「何も食べたくない」と言われると、家族は心配して、「少しでも食べなきゃダメよ」などと言います。生きていくためには食べなければならないと、私たちは本能に刷り込まれているからです。それで、「なんで？」と食べない理由を尋ねたりしますが、尋ねられても本人には答えられません。胃が痛いとか熱があるといった原因があるわけではなく、死に向かう体がもう栄養を欲していないのですが、本人にもそれはわからないからです。

また、食が細くなっている人のために、少しでも目先の変わったものを、できるだけ食べやすいようにと、工夫して作ったのに「要《い》らない」と言われると、カチンとくることもあります。それでつい、「食べなくてもいいわよ!」などと言ってしまうこともあるでしょう。

家族ですから、喧嘩することがあってもいいと思います。ただ、あまりひどい言い方をすると、亡くなったあとでつらい気持ちになります。「なんであんな風に言ってしまったんだろう」と。ですから、「食べたくない」と言われたときは、「そうなんだ。じゃあ、今日は下げるね」ぐらいの対応をしておくと、いいのではないでしょうか。「何か食べたいものが出てきたら言ってね」とか、「食べられそうなものがあるなら用意するよ」ぐらいは、言ってもいいと思います。


ところで、「食べたくない」と言われると、同じ部屋でこちらだけ食事をするのは悪い、という気がしないでしょうか? 食べない人の前で、パクパク食べていいのだろうか、と。

私も夫に「食べたくない」と言われたとき、子どもたちと別の部屋で食事をしようとしました。ところが夫は、「ここで食べろよ」と言い、子どもたちが旺盛に食べるのを、「気持ちがいいね」とニコニコしながら見ていました。ほかで聞いても、目の前で家族が食べるのを嫌がらない、というよりもむしろ好ましく感じる人が多いようです。

もちろん、抗がん剤の治療中で匂いがダメというような場合は、目の前で食事をするのはよくありません。しかしそうでなければ、この点はあまり気にしなくてもいいようです。「ここで食べていい?」と聞いて、「いいよ」と言われたら、いつも通りの場所で食べる。そうすると、家族の食べる様子を見ているうちに、「何か一口ぐらい食べてみようか」という気持ちになることもあるようです。

②「まだ大丈夫」と「もうダメかも」の間で揺れる

自分の希望のために、不必要なことをしてしまう

医療者から見れば「もう間もなく亡くなる」という状態でも、家族は最後の最後まで「治るのではないか」と思います。ただ、「絶対に治る」と思っているわけではなく、「もうダメかもしれない」「いや、まだ大丈夫だ」と、ダメと大丈夫の間で大きく揺れ動きながら、徐々に希望を削っていると言った方がいいでしょう。とてもストレスの強い、つらい日々で

す。そのため、少しでも希望があると思うと、それに飛びついてしまうことがあります。

よくあるのが、意味のない点滴です。実は病院でも在宅でも、何も打つ手がなくなったとき、医師が「点滴をしよう」と言うことがあるのです。医師に悪気はありません。治すことが使命である医師としては、「なんとかしてほしい」という家族の思いを受けて、「何もできません」とは言えないのです。

家族も、具合が悪くなったときに点滴をして回復した、という経験があったりするため、点滴を打つと言われれば喜びます。けれども、死につつある人にとっての点滴は、むくみや痰の増加を引き起こしてしまうことがあるのは、先に述べた通りです。

もちろん、がんの末期で痛みがひどい場合などには、点滴は絶対に必要です。痛み止めを入れなければならないからです。けれども、そのような必要性がない場合には、その点滴、あるいは治療や入院が本当に必要なのか、それをしたら本人がどう変わるのかを、医師や看護師によく聞いてから判断した方がいいでしょう。自分たちの希望のために、死にゆく人に負担を強いるのは、酷だと思うのです。

お酒やタバコがほしいと言われて拒む

「長生きしてほしい」という自分たちの願いのために、本人の願いを退けてしまうこともあります。たとえば、「お酒を飲みたい」とか「タバコを吸いたい」と言われたとき、多くの人は躊躇《ちゅうちょ》するのではないでしょうか。「体に悪いことをしてもいいのだろうか？」「体に悪いことをしなければ、少しでも長く生きられるのではないだろうか？」と、思うからでしょう。

入院している場合、医師や看護師に相談すれば、やはり「ダメ」と言われると思います。体調に悪影響があるかもしれないものを摂取させるわけにはいかないという、医療の論理が優先されるからです。もちろん、手術を控えているというような場合には、禁止されるのが当然です。

しかし、着地態勢に入った人にとっては、それで気持ちが落ち着いたり楽しい気分になったりするのであれば、禁止する意味はないと私は思います。お酒やタバコを我慢すれば少し寿命が延びるのだとしても、なんの楽しみもないのでは、生きる気力が湧きません。「ああ、今日もお酒が飲めてよかった」「タバコがおいしい」と思いながら最後の日々を過ごせるのであれば、その方がいいのではないでしょうか。

③別の世界に行きつつあることを理解できない

奇妙なことを言われて否定する

亡くなる1か月前頃になると、幻覚を見て不思議なことを言うようになります。多いのは〝お迎え現象〟と呼ばれるものですが、なかには「虫がいる!」と言って騒いだりする人もいます。

最初は本当に虫がいるのだと思い、「どこ?」と聞くのですが、「そこ!」と指差すあたりを見ても、何もいません。逃げたのかと思っていると、また「虫がいる!」と言います。しかし、何もいません。そんなことを何度か繰り返すうちに、家族はそれが幻覚だと気づきます。そして、「虫なんていないじゃない」「いないのに、いると思っているだけだから」と躍起になって否定します。

しばらくは「いる」「いない」の応酬ですが、何日か経つうちに、本人は何も言わなくなります。「やっとわかったんだ」と家族はホッとしますが、そうではありません。言っても言っても否定されるので、言うのをやめただけ。本人には相変わらず虫が見えているのです。

虫がいてイヤで仕方がないのに、誰も助けてくれないとしたら、どうでしょうか？　つらくはないでしょうか。

このようなときは、相手の世界を否定せず、こちらが相手の世界に入る必要があります。「虫がいる！」と言われたら、「じゃあ、退治しよう」と答えて、追い払ったり殺虫剤を撒いたりする。あるいは、「寒くなったから、そろそろ虫もいなくなるよ」と言う。そのようにして、相手の世界の中で安心できるようにすることが大事です。

お迎え現象として、「おばあちゃんが川の向こうで手を振っていた」とか、「亡くなったお姉さんと話をした」などと、こちらの常識ではあり得ない内容を話すこともありますが、本人の希望として「早くおばあちゃんに迎えに来てほしい」「お姉さんのところへ早く行きたい」などと言うこともあります。

そう言われると、思わず「そんなこと言うもんじゃないわよ！」とか「そんなこと聞きたくない！」と、反発してしまいがちです。あるいは、「一生懸命看ているのに、死にたいとは何事だ！」と怒ったり、「そんなこと言ってると、本当に早くお迎えが来るわよ」とイヤ味を言ったりすることもあるでしょう。けれどもそれでは、やはり本人の世界を否定することになってしまいます。

家族としては、死んでほしくないと思って、くたくたになりながらも一生懸命看病しているのに、そう言われれば、自分の心がざわつきます。それを抑えて相手の世界を認めるのは、とても難しいことだと思います。

第5章で述べますが、台湾の「臨床宗教師」のように、死にゆく人の言葉に耳を傾けてくれる第三者がいれば、本人も家族も随分気持ちが楽になるでしょうけれど、残念ながら日本ではまだ環境が整っていません。そのため今は、家族が死にゆく人の言葉を聞くしかありません。

では、死にゆく人に、どのように向き合えばいいのでしょうか? 一言でいえば、「邪魔をしないこと」ではないでしょうか。「死にたい」と言われたら、「ああ、そうか」と思う。こちらの価値観で否定しない、ということです。そして、もしも気持ちに余裕があったら、「どういう風に死にたいの?」と、聞いてみるといいかもしれません。こうしたい、ああしたいと話したあと、「でも、まだいいわ」と言ったりすることもあります。

同じ空間にいるだけでいい

１日のほとんどを眠って過ごすようになると、周囲の人ができることは本当に少なくなります。それで、「何もしてあげることがない」と家族に嘆かれることがありますが、そのようなとき私は、「ときどき呼吸を合わせてみたらどうでしょうか」とお勧めしています。「スースー、ストーン」という呼吸をしているのであれば、それに合わせて呼吸してみる。呼吸を合わせることで、同じ時間を生きていること、一緒にいることを感じてもらえると思うからです。そして、その人が別の世界に行こうとしていることを、肌で感じてもらえるとも思うからです。

亡くなりつつある人の呼吸は、健常な人の呼吸とは異なります。２、３分も息を合わせれば、それ以上は苦しくて続けられないものなのです。苦しくて合わせていられなくなったとき、その人が自分とは異なる息をしていること、別の世界に行こうとしていることが、実感としてわかると思います。

私たちはどうしても、物理的に何かをすることで成果を出そうとしてしまいます。「ただいるだけでいい」というところになかなか行き着かないのですが、同じ空間にいるだけで何かをしていることになるのだと、満足感を持ってもいいのではないでしょうか。この時点ではもう、そのような価値観の場面になっているのですから。

④できることをすべてしても後悔する

起こったことはすべて「よかったこと」

大切な人が亡くなると、しばらくは悲しんでいる時間もありません。葬儀や各種手続きなどに忙殺されるからで、それらが済んで一段落した頃に、深い悲しみが襲ってきます。

過ぎたことを思い出し、ああすればよかった、こうすればよかったと、後悔しては涙するのです。「家に帰りたい」と言っていたのに病院で亡くなったとしたら、「どうして帰らせてやらなかったのか」と、断腸の思いがするでしょう。本人の意思にしたがって延命治療をしなかったとしても、延命治療を受けていればもっと生きられたのではないか、と後悔します。それはもう、仕方のないことなのです。したことはすべて、その時点でよかれと思ってしたことですし、たとえできることをすべてし尽くしたとしても、後悔は残るのです。

ですから私は、「起こったことはすべて、起こるべくして起こったこと」であり、「終わったことはすべて、よかったこと」だと、いつも申し上げます。そう思い、自分を許していいのです。

3　在宅で亡くなったあとにすること

①主治医または訪問看護師に連絡

自宅で亡くなった場合には、主治医または訪問看護師に電話をして、亡くなったことを伝えます。

主治医はすぐに来なくても大丈夫

主治医と家族との間で、その人が亡くなりつつあるという共通認識があれば、主治医や看護師が臨終に必ずしも立ち会う必要はありません。家族だけで看取り、何時何分という時刻を見て、電話をします。それが夜中であれば、主治医との取り決めによっては、電話は朝になってからでもかまいません。医師による死亡診断は死後24時間以内であれば問題ないため、亡くなったのが診療時間中であれば、診療が済んでから医師がやって来る場合もあるでしょう。

ただし、まったく医療との連携がない場合には、ややこしいことになります。「家で看病していた親が死んだ」と近所のクリニックに電話しても、来てはもらえません。警察に通報されて、変死として捜査されます。したがって、少なくとも亡くなる2、3か月前からは、「このような状態で家にいて、このまま家で看取る」ということを認識している医師との連携が必要です。

死亡診断書を受け取り、提出

死亡診断書は医師にしか書けないため、医師に書いてもらいます。市役所や区役所に提出する死亡届は、死亡診断書と同じ用紙で、1枚の用紙に死亡診断書と死亡届が印刷されています。

死亡届には本籍などを自分たちで記す必要があります。本籍は、本籍記載の住民票を取れば載っています。本籍記載のものを申し込まないと、記載されていない住民票が出てきますので、要注意です。死亡届の提出期限は、1週間以内です。

②着替えさせ、姿勢を整える

決まった葬儀会社があれば連絡する

あらかじめ決めた葬儀会社があれば、そこにも電話します。葬儀会社は夜中でも来て、ドライアイスを置いたり、着替えさせてくれたりします。また、さまざまな手続きなどについても、アドバイスしてくれます。

遺体を冷やす

葬儀会社を決めていない場合は、自分たちで冷房を最強にしたり、コンビニでドライアイスを買って来たりする必要があります。特に暑い時期は腐敗が始まってしまいますから、遺体をきれいに保つには、早めの対処が重要です。

死装束に着替えさせる

遺体は、医師による死亡診断があるまで、その場から動かせません。ただし遺体に触るのは問題ないため、医師が来るまでに時間がかかる場合は、死装束に着替えさせ、手を胸の前で組むなど、姿勢を整えておいた方がいいでしょう。亡くなってから2、3時間後から死後硬直が始まり、12時間程度で全身に硬直が及ぶからで、こうなると着替えさせることができません。

第2章　看護師の私が僧侶になったわけ

1　「これ以上、治療を続けたくない」と夫に言われたとき

①まだやれることがあるのに……

がんの手術後3年で再発、再び手術

第2章では、私が夫を看取ったときのことや、僧侶になった経緯などを述べます。私個人の体験ではありますが、一つの具体例をご覧いただくことで、人生の最後を自宅で過ごす患者とその家族のイメージがつかめるかもしれません。

夫が大腸がんと診断されたのは、彼が57歳のときでした。驚きましたが、手術は成功し、ひと安心。抗がん剤治療も受けました。ところが約3年後、膵臓または胆管のあたりへの転移が疑われ、再手術に。「開腹してみないと、はっきりしたことはわからない」というグレーな状態で、開腹したのですが、やはりグレーのまま。良性腫瘍というわけではなさそうだけれど、がんとも言い切れない、という診断でした。

実は、がんははっきり「がんだ」とわかるケースよりも、どちらかわからないグレーなケースの方が多いのです。とはいえ、「危ないものは取る」というのが医療の考え方ですから、夫も結局、グレーなところをすべて摘出。時間も長く、切り取る量も多い大手術で、術後は体力がかなり落ちてしまいました。

あとから思えば、この再手術から亡くなるまで、ほぼ２年でした。

治療しないことへの、医療者としての葛藤

がんなのか、それとも違うのか。はっきりわからないまま手術を受けたわけですが、がんの可能性がある以上、再発・転移を防ぐために、このあとは抗がん剤治療を行うのが一般的です。医師は当然、入院しての抗がん剤治療を何クールか行うつもりでいました。

ところが夫は、「これ以上治療を続けたくない」と言ったのです。限りなく黒に近いとしても、もう治療はイヤだ、と。青天の霹靂《へきれき》でした。

初発の際の抗がん剤治療が大変だったことは、わかっています。今回の手術が大変だったことも、わかっています。それでも、まだまだ医療にできることはあるし、医師の言うことも当然だし、治療しないなんてとんでもない。そう思い、私は夫を説得しようとしました。

看護師である私には、ここで治療を投げ出すなど、考えられなかった。

しかし、彼の意志は強固でした。「もう治療したくない。入院もしたくない」と。最後は私が根負けして「じゃあ、そうしようか」と、自宅での生活が始まりました。

2　在宅で死ぬことを選んだ夫との2年間

①「治療しないこと」ではなく、「やりたいこと」を選んだ

撮りためた写真データを整理して

夫が家に戻った当初、私は看護師として働いていましたから、朝家を出て夕方帰宅。彼も洗濯ぐらいはしておいてくれる、という生活でした。手術で落ちた体力も徐々に戻り、調子がよくなると、植物を撮影しに出かけては、「ここへ行って来たよ」などと話していました。カメラマンだった夫は、仕事では車や家電製品などを撮っていましたが、1回目の手術のあとから、自分の作品として植物を撮り始めていたのです。突然、そういうものに興味が湧い

たようでした。

撮影に行かない日は、撮りためた写真データを整理して過ごしていました。写真には、肉眼ではわかりませんが、パソコンで拡大すると小さな埃などが写っています。それを一つひとつ丹念に消して、きれいにしていくのです。筋力が落ちて、外に出かけられなくなってからも、データの整理だけはずっと続けていました。

その姿を見ているうちに私は、「治療しないことを選んだというよりは、やりたいことを選んだのだ」と、思うようになりました。

亡くなる6か月前から看護師を休職

退院した時点で積極的な治療から離脱したために、定期的に病院へ通ってはいましたが、ほとんどすることがありません。血液検査をして様子を見る程度です。治療しないと言っている患者に対して、病院は精密な後追い検査などはしないのです。

したがってCTも撮っていませんから、はっきりしたことはわかりませんが、最期近くには脳に転移していたかもしれません。カメラバッグをなぜか冷蔵庫にしまっていて、「どうしてこんなところに入れたの?」と聞いても、入れたことすら覚えていないといった、意識障害のような状態が見られたからです。

ともあれ、退院後しばらくは穏やかな生活が続きました。けれども、着地点に向かって高度を下げているわけですから、徐々に変化が表れます。筋力が落ちてふらつく、重いものが持てない、食が細くなる、うまく飲み込めない、といったことです。「もう一人で置いておけない」と思って看護師を休職したのは、夫が亡くなる6か月前でした。ただしこの時点では、あと6か月しかないとは、夢にも思っていませんでした。

食べること、飲むこと、眠ること

この頃には、食べる量が少なくなって、かなりやせてきました。無理に食べさせても仕方がないとは思いつつ、食べられるなら食べてほしいと思い、毎日お惣菜を6種類以上は用意しました。小さな器に少しずつ入れて食卓に並べ、その中から夫が食べられそうなものを食べるという感じです。さらに、硬いものが食べにくくなってきて、徐々にやわらかいものが増えていきました。ただ、そうかと思うと、調子がいいときはお肉をモリモリ食べたりもします。いいときと悪いときの振り幅が、とにかく大きいのです。

夫は焼酎が大好きで、晩酌を欠かしませんでした。もちろん入院中は飲めませんが、家に戻ってからは晩酌を再開しました。ただ、筋力が衰えてからは、ガラスや陶器のコップが、重くて持ち上げられなくなりました。そこで、ストローを使って飲むようになり、吸う力が衰えてストローで飲むこともできなくなってからは、私が、スプーンで口に入れたりもしていました。

ほかのものは飲み込めなくなっても、なぜか焼酎だけは飲み込めたのです。「俺のガソリン」と言って笑い、おいしそうに飲んでいた姿が、今も目に浮かびます。

もしも夫が入院していたとしたら、この段階では、食事は刻んだりペースト状にしたりした病院食で、おそらく高カロリーの輸液を点滴していたと思います。焼酎も飲めなかったでしょう。とすれば、あの笑顔も見られなかったのではないでしょうか。

睡眠の取り方も、変わってきました。だんだん眠る時間が長くなって、まる1日寝ていたかと思うと、まる1日起きていたりと、長いスパンで時間を過ごすようになってきたのです。また、寝たいとき寝て起きたいとき起きていると、しだいに1日のリズムが24時間よりも延びて、昼夜逆転することがあります。そのため、夜中に起きて昼間寝ていることもよくありました。入院していたとしたら、自分のペースで好きに寝起きすることも難しかったでしょうから、その意味でも自宅でよかったと思います。

病院はだいたいどこでも、朝6時に検温、夜9時に消灯と決まっています。患者さんの体を考えて、規則正しくたっぷり睡眠が取れるように、というわけではありません。朝6時に検温するのは、夜勤の看護師が、自分が担当した時間帯の終わりに患者さんの状態を確認し、日勤の看護師に申し送るためです。夜9時に消灯するのは、そのあとでやらなければならない業務が多々あるため、いつまでも患者さんが起きていると仕事にならないからです。食事の時間や入浴の時間なども、患者さんの都合ではなく、病院の都合によって決まっています。

それが悪いというのではありません。これらはみんな、病院というシステムを円滑に機能させるために必要なことですし、病院が円滑に機能しなければ、被害を被るのは患者さんです。また、退院して社会復帰する人にとっては、朝起きて夜寝るというリズムを保つことが大事です。ただ、人生の着地態勢に入った人にとっては、どうでしょうか。昼夜逆転しても、困ることはもうないのです。

②看護師としての判断基準がきかない

亡くなる2か月前のアクシデント

アクシデントが起こったのは、振り返ってみれば亡くなる2か月ほど前の、ゴールデンウィークの頃でした。その頃夫は、食が細くなっていたものの、自分のことは自分でこなしていました。「大丈夫だから、行っておいで」と言われ、留守番を頼んで、両親と子どもたちと一緒に旅行に行ったのです。

２泊３日の旅をして、夜８時頃家に戻ったら、電気が消えていました。夫は寝ているのだと思い、そっと荷物をほどいていると、天井で音がします。初めは気のせいだと思ったのですが、「コン、コン」と繰り返し音が聞こえます。「まさか！」と思い、２階に駆け上がって明かりをつけると、夫が床に倒れ、身動きが取れずに失禁していました。片腕が体の下敷きになって、横向きにねじれた姿勢です。

「どうしたの！」と声をかけると、「起きられなくなっちゃった」と、答えが返ってきました。「救急車を呼ぶ?」と尋ねると、「呼ばなくていい」との答え。救急車で運ばれたら、あれほどイヤだった入院をさせられてしまうと思ったのでしょう。意識は清明で、脳の血管が切れたりしたわけではないようですから、とりあえず様子を見ることにしました。

とはいえ、起こしてみると、床についていた方の頬と肩、腕、膝が真っ黒になって、壊死《えし》寸前です。この日の昼過ぎ、私たちが帰る6時間ほど前に倒れたとのことでした。人の皮膚は2時間動かさないと褥瘡《じょくそう》ができるくらいですから、何時間も同じ姿勢をしていると、壊死してしまうのです。さらに、筋肉や関節が硬くなって動かせない「拘縮《こうしゅく》」に近い状態にもなっていました。「痛い！」と悲鳴をあげる夫に「ごめんね」と謝りながら、体をきれいにして着替えさせ、ようやく布団に寝かせました。

そして、「旅行になんか、行かなければよかった」と悔やむと同時に、「倒れたのが今日でよかった」とも思いました。昨日か一昨日倒れていたら、私たちが帰るまでに死んでしまったのは確実だからです。運がよかったと思うことで、私はかろうじて、後悔に押しつぶされそうになる心を保つことができました。

翌日、通院していた病院に行って皮膚を診てもらいましたが、どうしようもありません。壊死した皮膚が剥がれ落ちて再生するには1か月弱かかりますから、それを待つしかないのです。

家族の見方は、看護師の見方と異なっている

休職する前、看護師として働いていた頃は、仕事中は自分の判断基準が看護師のそれになります。その意識のまま家に帰って夫を見ると、「かなり悪いな。これはもう赤信号だ」と思います。それで休職を決意したのですが、休職して４か月家にいる間に、判断基準が鈍ってしまったようでした。

夫はもう、歩くとふらついたり、重いものが持てなくなったりしていましたが、「これが普通かもしれない」とか、「これで大丈夫なのかもしれない」と、思っていたのです。身内のことになると客観的な判断ができなくなることが、身にしみてわかりました。

夫を家で看る前は、看護師からすると明らかに赤信号の患者さんを、ご家族がさして切迫感もなく看ているのを見て、「どうして?」と思っていましたが、そのわけがわかりました。身近で看ていると、切迫していることがわからなくなるのです。

③あり得ないことを「あるかもしれない」と思う

最後まで「希望がある」と思う

倒れてから1週間ほどすると、また立ち上がることができるようになりました。ふらふらと立ち上がってはトイレに行こうとし、途中でグズグズッと頽《くずお》れてしまうときもありますが、行けるときもあります。さらに、ものを食べることもできるようになりました。

かと思うと、急に体調が悪化することもあります。いいときと悪いときの振り幅が、それまで以上に大きくなり、体調が乱高下するのです。

何度も復活する様子を見ていると、「まだ大丈夫かもしれない」という希望が頭をよぎります。すごく具合が悪くなっても、「また戻るんじゃないか」と思いますし、持ち直したら持ち直したで、「もしかしたら、治るんじゃないか」と勘違いしてしまう。頭の科学的な部分では、「もう1回ベクトルが上向くことは絶対にない」と思いながら、同じ頭の別の部分では「いや、この人に限っては治るかもしれない」と思うのです。

看護師をしているとき、ご家族に「治るかもしれないから」と言われて、この時点でまだそう思うのかと驚くことがありましたが、夫を看取ってよくわかりました。一緒にいる家族にとっては、最後の最後まで「希望がある」と思うのが、むしろ普通なのです。

別の世界に行った話を聞く

この頃に夫は、夢か現かわからない不思議な幻覚を見るようになりました。がんが脳に転移したせいなのか、脳が酸欠になったせいなのかはわかりませんが、グアテマラに行った幻覚を、何度も繰り返し見るのです。

もちろん、夫も私もグアテマラに行ったことなどありません。それなのに、眠るといつもグアテマラに行っていて、起きるたびに「またグアテマラに行っていた」と言うのです。「いつも行っているんだね」と言うと、「そう、いつも行くんだよ」と。

毎回同じ町に行くらしく、とても詳しく町の様子を話してくれます。しまいにはそこで商売を始め、「毛布を売っているんだ。これがうまくいってね」と言うのです。半ば寝ぼけているような、夢と現が混じっているような状態で、私が「グアテマラって暖かいところなのに、毛布が売れるの?」と尋ねたりしているうちに、夫はまた眠ってしまいます。最後には、「商売に失敗して、追われている」と言っていました。

もしかしたら、もう一つ別の世界があって、夫はそことここを行き来しているのではないか。こちらまでそう思うような、リアルな話しぶりでした。

④「入院させるべきだ」という周囲との葛藤

自分の親にも夫の親族にも「入院」を勧められて

夫が倒れてからは、さすがに周囲がガタつき始めました。いちばんうるさかったのは私の両親で、「看護師のくせに、なぜやるべきことをやらないのか」と責めるのです。「こんなに重篤なのに病院にも入れないなんて、世間体が悪い」と、いうわけです。

病院に入ったからといって、よくなる段階では、もはやありません。けれども、病院に行けば治るんじゃないか、よくなるんじゃないかというイメージが強固にあるために、「手を尽くしていない」と、思うらしいのです。

夫の両親はすでに亡くなっていましたが、親族が、遠慮がちにではありますが、さまざまなことを言い始めました。もちろん、夫自身の意志で家にいるのだということは、伝えてあります。自分で話せるうちは、「本当にいいの?」などと言われても、夫が「いいんですよ」

と答えていましたが、この段階ではもう夫が自分で答えることはできません。いきおい私が答えざるを得ず、四面楚歌状態です。

ホームヘルパーからも「奥さんじゃ無理」

夫が倒れたあと、バタバタと慌てて介護認定を受け、介護ベッドをレンタルし、ホームヘルパーにも来てもらうようにしました。寝たきりでオムツ着用になった夫は、いきなり最重度の要介護５です。とはいえ、２週間後にはまた立ち上がって、歩けるようになったのですが。

ヘルパーのみなさんは、「頼りない奥さんが一人で重度の夫を看ている」と、思ったようでした。「奥さん、こうしておかないと褥瘡ができちゃいますからね」などと、いろいろ教えてくれます。「はい、すいません」などとやっているうちに、自分が看護師であることを言えなくなってしまいました。

隠そうと思ったわけではなく、言いそびれただけなのですが、そのせいで彼女たちからは、「奥さん、もう家で看られる状態じゃないですよ。病院へ行った方がいい」と、何度も言われました。

「主治医は、なんて言っているんですか?」

「先生も、なんとか家で頑張っていいって言ってくれているんですけど」

「どうかなあ。その先生、大丈夫ですか?」

といった具合です。

今では在宅の看取りも増えてきましたが、当時はまだ稀でしたから、ヘルパーのみなさんも心配だったのでしょう。

なぜ救急車を呼ぶのか、その理由がわかった

病棟に勤務していた頃は、「ここまで在宅で頑張ってきたのに、なぜ今、病院に来るの?」という患者さんを大勢見ました。その前から継続して診療していた患者さんならいいのですが、突然運ばれて来た初診の患者さんが24時間以内に亡くなると、警察を入れなければならないため、病院としても大変なのです。もちろん遺族の方たちも、警察に尋問されるなど、悲しみの上に苦しくつらい体験が重なってしまいます。

なぜこの段階で救急車を呼ぶのか、不思議に思っていたのですが、在宅で夫を看取ってみると、「これは救急車を呼ぶのが当たり前だな」と、よくわかりました。死にゆく人の体調

の変化に慌てるということも、もちろんあります。しかしそれ以上に、周囲から「病院に行った方がいい」とこれだけ言われたら、「行きません」と拒むのがとても大変だからです。「病院に行けば、病状がよくなるかもしれないじゃないか」と言われて拒むには、よほど強固な意志が必要です。看護師でなかったら私も、抗いきれず、夫の意志に反して救急車を呼んでいたかもしれません。

「下り坂が当たり前」と、知っていることが大事

周囲からのプレッシャーに抗って、「家で死にたい」という本人の願いをかなえるには、「下り坂が当たり前」だと知っていることが大事ではないでしょうか。

最終的に着地するまでには、時間軸に沿っていろいろなことが起こります。食べられなくなる、飲めなくなる、眠っている時間が多くなる。さらに、尿や便が少なくなる、呼吸が変わる、そして止まる。時間軸に沿って起こることはだいたい同じで、しかも下り坂なのです。

見方によっては悪くなっているのですが、実はそうではなく、これが普通の、誰もが通る道です。そして、一旦着地態勢に入った人は、何をしても着地します。

最後の最後に夫を入院させずに済んだのは、家族としての惑いの中にも、下り坂が当たり

前だという、看護師としての経験値があったからのように思います。

⑤夫の最後の1週間

痰が増えて、痰が消えた

亡くなるまであと2週間を切った頃、一時的に痰がすごく増えました。気管の線毛運動が弱まって、痰を排出できなくなったのですが、もう自分で吐き出す力もありません。そのため痰が溜まり、やがて口からブクブクと溢れ出てきました。

痰が溢れ出てきたときは、必要最小限だけ吸引しましたが、2日もしないうちに痰は治まりました。点滴も何もしていませんでしたから、痰の材料である水分が供給されなかったのです。では、水分がないから干からびたような苦しい呼吸になったかというとそんなことはなく、あとは痰に悩まされることなく、穏やかな呼吸が死ぬまで続きました。

自分で自分の体をきれいにする

痰が増えて、痰が消えたあとは、もうずっと静かに寝ている状態です。

やがて尿も出なくなり、下顎呼吸が始まりました。下顎呼吸が始まったら、残されているのは24時間程度です。

「ああ、もう逝くんだな」と思っていると、尿と便がバッと出ました。血圧が60を切って、全身の筋肉が緩んだのです。もうすぐ心停止です。

オムツはしていましたが、ガリガリにやせていますから、体との間に隙間があって漏れています。私はあたふたと体を拭き清めました。そして間もなく、夫は息を引き取りました。

病院では、この段階に至ると昇圧剤を使用していることも多いため、血圧が下がらず、尿と便を自分で出すことはありません。その代わり、亡くなったあとにいろいろなものが出てきます。そうならないように、私たちが穴という穴に詰め物をするのですが、夫は自分できれいにしてくれたので、その処置は必要ありませんでした。

看護師として多くの患者さんの看取りに携わってきましたが、このような最期を見たのは初めてでした。体内に作り溜めたものを自分で全部出して、上手に後始末をして亡くなっていった。人間も本来動物として、自分で自分の後始末をして逝けるようになっているのだと、実感しました。そして、点滴も何もしない〝そのまま〟の最期を初めて見て、価値観が変わりました。

3　在宅看取りに必要な環境

①在宅看取りに必要なもの

家族全員が同じ方向を向いていること

夫を看取って、私が「在宅での看取りに必要だ」と思ったことを、いくつかお話ししておきましょう。医療や介護との連携が必要なことはもちろんですが、そのことではなく、私が在宅看取りをする中で気づいたことです。

まず初めに、在宅でいくかどうかについて、本人が話せる状態であれば本人と家族がよく話をして、共通認識を持っておくことが大事だと思います。いろいろな方のお話をうかがうと、この最初の相談が曖昧なまま、在宅に入っているケースが多いのです。「お父さんは、家にいたいみたいだから……」「とりあえず、今は家で……」というように。

曖昧なまま在宅療養に入ると、いざというときに、救急車を呼ぶか呼ばないかで揉めてしまったりします。

ただし、事態が進むにつれて考え方が変わるのは、当たり前のことです。ですから、「一度決めたことは、絶対に最後まで変えない」というような、頑なな覚悟は要りません。変わってもいいのです。そうではなく、「この方向に行く」と、ベクトルを決めておく。そして、要所要所で「ここからは、どっちに進むの？」「こっちに進むんだね」と、確認する話し合いを持つといいと思います。

一つ覚悟が要るとすれば、そのとき選んだことについて、あとで文句を言わないことでしょうか。「やっぱり、あのときああすればよかったんだ」といったことはいくらでも言えますし、言い出したらきりがありません。どんな結果になっても、「これでよかった」と思うことが大事です。

横軸のサポートと、縦軸のサポート

在宅療養に入るときは、地域包括支援センターに相談すると、必要なサポートにつながることができます。医療保険や介護保険のサービスだけでなく、自治体独自のサービスなどもありますから、それらも含めて活用するといいと思います。

ただ、これらはいわば〝横軸〟のサポートで、もう一つ〝縦軸〟のサポートが必要だと、私は思っています。縦軸のサポートとは、介護者自身の心に沿ったサポートです。

大切な人の死が近づくにつれて、介護する人の気持ちも、アップダウンが激しくなります。けれども、横軸のサポートは基本的に患者さんへのサポートですから、介護する人の気持ちの変動まではサポートしてもらえません。「大丈夫ですか?」と言ってはくれても、じっくり話を聞いてもらうことはできないでしょう。

しかし、自分一人では心が動揺して、耐えられそうもないことがあります。そんなときには、気兼ねなく話せる友人や親戚のおばさんなどがいてくれると助かります。介護者自身の気持ちをサポートしてくれる人がいれば、看取りが少しは楽になるのではないでしょうか。

イレギュラーな事態に対処できる人手

私がいちばん困ったのは、イレギュラーなことが起こったとき、人手がないことでした。具体的には、以下のようなことです。

夫は、最後まで自分でトイレに行っていたため、よろよろしてトイレや廊下で転んでしまうことがありました。転ぶと自力で立ち上がることができません。そのため、子どもやヘルパーさんがいるときならいいのですが、私しかいないときだとベッドに戻せないのです。ベッドの下まで引きずっていくことはできても、ベッドに載せることができません。しかも、そのままにしておくこともできません。硬い床の上に寝かせておいたら、またひどいことになってしまいかねないからです。

慌てて柔らかいスポンジのようなものを集め、夫の体の下に押し込んでから、ケアマネジャーに電話しました。「ほんの一瞬でいいから、ヘルパーさんに来てもらえないでしょうか」と。返事は、「2時まで待てませんか?」でした。そのときが午前10時で、ホームヘルパーが来る予定が午後2時でした。つまり、予定の時刻には来るけれど、イレギュラーな事態に対処することはできない、4時間待ってほしいということです。

親しければ、隣の家の人に頼むことができたかもしれません。肩もしくは足を持って、「せえの!」でほんのちょっと持ち上げてくれるだけでいいのです。しかし私は、そんなことを頼めるほど親しくおつきあいをしていませんでした。もう本当に、外に飛び出して道行く人をつかまえ、「ちょっとでいいから、足を持ってもらえませんか」と、頼もうかとすら思ったほどです。

結局私は、母に電話して来てもらいました。ドア・ツー・ドアで40分ですから、まだよかったのですが、もしも遠くに住んでいたら、母に来てもらうこともできなかったでしょう。

こういうことがあると、気持ちが萎《な》えてしまいます。再びこういうことがあったらどうしよう、やっぱり家では看られない、施設か病院でなければもう無理だ、と。そうならないためには、イレギュラーなことがあったとき、対処できる態勢を整えておくことが大事です。

廊下に手すりをつけたり、車椅子や移乗用のリフトをレンタルしたりといったことで対処できるのであれば、介護保険を利用してやっておくといいでしょう。私のケースのようにマンパワーが必要な場合は、近くにいる友人、知人、親戚などに、あらかじめ頼んでおくといいと思います。隣人にも頼めるかもしれませんし、マンション住まいの人は管理人に頼むことができるかもしれません。頼める人が誰もいなければ、今から意識して地域に友人、知人を作っておくといいでしょう。

ただし問題は、介助を頼む人たちが素人だということです。医療の資格も介護の資格も持たない、善意の人たちです。つまり、ベッドに持ち上げるのを手伝ってもらったときに、手が滑って本人を落としてしまったり、力の入れ方が悪くて足の骨が折れたりすることが、あるかもしれない。もちろん、そんなことが頻繁にあるとは思いませんが、ないとも言えません。それを覚悟の上で、責任はこちらが負う前提でなければ、頼むことはできないでしょう。

実は、介護保険の制度にも「定期巡回・随時対応型訪問介護看護」というサービスがあります。24時間連絡体制で、１日数回の定期巡回のほかに、緊急時には随時対応してくれるサービスです。一見するととても使い勝手がよさそうですが、提供している介護事業所が少ないこと、ほかの訪問介護や訪問看護と併用できないことなどから、使える人は限られています。

子どもの学校との連携

子どもがいる場合は、学校との連携も大切です。

夫が亡くなったあと、下の子は３か月ほど学校に行きませんでした。まだ小学校低学年でしたから、父親の死を受け止めるのに時間がかかったのでしょう。学校によっては、どうして出てこないのかと言ってくるかもしれませんが、下の子の通っていた小学校は、黙って見守ってくれました。在宅での看取りに入る前に学校側と話をして、合意ができていたからです。

子どもは、家では見せない顔を学校で見せることがあります。ですから、これから在宅看取りに入ることや、父親が今どのような状況にあるかを話し、もしも学校で荒れたり落ち込んだりすることがあったら、すぐに知らせてほしいとお願いしておいたのです。幸いそのようなことはありませんでしたが、父親が亡くなったあとで、学校に行かなくなりました。

そこで、父親が亡くなったことを知らせるとともに、しばらく家におくと話しました。どのような状況かを、学校側もよく理解してくれていましたから、「様子を見ましょう」ということで、無理に登校を促すようなことは一切ありませんでした。時々、プリントや宿題を届けてくれましたが、「早くおいで」などと言われたこともありません。ありがたい配慮でした。

3か月後、「学校に行ってくる」と言って、下の子は自分から学校に行きました。もっと早く学校に行ける子もいれば、もっとかかる子もいると思います。子どもによって、どれくらい時間が必要かは異なっているでしょう。

ただ、学校は理解してくれたのですが、理解してくれなかったのが、孫への愛ゆえ、心配で心配で黙っていられない私の両親です。どうして学校に行かせないんだ、このままでは引きこもりになってしまう、一生学校に行かなかったらどうするんだと、頻繁に来ては言うのです。私が「いいの、大丈夫だから」と言っても聞かず、子どもに向かって何やらごちゃごちゃ言います。困ったものではありますが、そういう考えの人もいると知ることは、子どもにとっていい刺激になったかもしれず、それはそれでよかったのかもしれません。

②望まない在宅死がある

ホスピスに戻れないケース

夫は終末期を自宅で過ごすことを望み、自宅で逝きましたが、なかには自宅での最期を望まない人もいます。その大きな理由は、家族に負担がかかることと、病状が急変したときどうすればいいかわからない、という不安です。

病院ならば、家族に負担もかかりませんし、いざというときも安心です。ただ、一般病棟は積極的治療を受けるのが前提ですから、終末期の人には向きません。そこで、ホスピス（緩和ケア病院・病棟）を希望する人もいますが、病床数が少ないこともあって、順番待ちです。

ホスピスとは、積極的な治療はせず、心と体の苦しみを緩和するための「緩和ケア」を行う病院・病棟をさします。ホスピスと緩和ケアについては、第5章で詳しく述べます。

さらに、ホスピスに入ると居心地もよくホッとするからでしょうか、余命が延びるケースが多いのです。そのため病床がなかなか空かず、家で順番待ちをしている間に、亡くなってしまう人がいます。また、入ってから病状が持ち直した人については、再評価が行われて転院や退院、在宅療養が勧められます。その結果、仕方なく退院したものの、家にいる間に再び病状が悪化して、ホスピスに戻れないうちに亡くなる人もいます。

このような患者さんたちは、望んで自宅にいるわけではありませんから、在宅療養への不安が強くあります。病状が急変したら、どうしたらいいのかという不安です。在宅で緩和ケアを受けることができれば、緩和ケアには心の痛みや不安への対処も含まれますから、まだいいのでしょうけれど、在宅で十分な緩和ケアを行っている医師は少ないのが現状です。そのため、病状が変化するたびに不安に苛《さいな》まれ、つらい日々を過ごさなければならないのです。

相談相手がいれば、自宅でも安心できる

自宅で最期を迎えるとき、医師や看護師がずっと付き添って、「大丈夫です」とか「今は

こういう状態です」と言ってくれれば、これほど安心できることはないでしょう。しかし、それは現実的ではありません。昔のように大家族で、看取り経験の豊富な長老がいて、「これでいい」とか、「もうじきだ」などと言ってくれれば、それでもいいでしょう。けれども今は、そのような人も身近にいません。ネットで調べても、書かれていることが本当なのか、自分たちのケースに当てはまるのか、判断がつきません。

要するに、不安になったとき、相談できる人がいないのです。在宅での看取りに必要なものというと、在宅医療や介護がまずあがってきますが、それは公的サービスを使えば、万全とは言えないまでも手に入ります。必要でありながら手に入らないのが、この相談できる人なのです。特に、望まない在宅療養を続けている人にとっては、相談できる人がいるのといないのとでは、大違いではないでしょうか。

この問題をクリアするのはなかなか難しいのですが、その一つの解決法と思われるのが、「臨床宗教師」の活用です。僧侶をはじめとする宗教者が、所定のカリキュラムと訓練を経て、終末期の人と家族の心のケアを担うというものです。何度も看取りに寄り添ってきた経験のある宗教者が、病状の変化に動揺する家族に、「これは誰もが通る道筋です」「心配ありません」などと言ってくれれば、随分楽になるのではないでしょうか。

キリスト教系のホスピスの中には、チャプレンと呼ばれる聖職者がいて、患者さんの相談に乗ってくれるところがありますが、それをキリスト教以外の宗教にも広げ、病院だけでなく在宅にも広げた、というイメージです。

残念ながら日本では、臨床宗教師を養成する仕組みはありますが、活用する制度が未熟で、機能するところまではいっていません。台湾ではすでにうまく機能していますから、台湾のいいところをもっと取り入れるべきだと思っているのですが、なかなかうまくいきません。臨床宗教師についても、第5章で詳しく述べます。

話が逸れましたが、とりあえずの解決策としては、手前味噌ですが、本書のような書物を読んで、どのようなことが起こるかをある程度知っておくことが、役に立つのではないでしょうか。何も知らないと驚いてしまうことでも、知識があれば「ああ、あれだな」とわかります。

そして、親戚や友人知人の中に、在宅で看取りをしたことのある人がいたら、その人の話をぜひ聞いておいてください。どんなときに、どんなことで慌てるのか。「ああすればよかった」と思っていることはあるか。そのようなことを聞いておくと、参考になると思います。

4　「僧侶になろう」と思った日

①四十九日を経て「出家しよう」と思った

納骨を済ませたとき、「出家しよう」と思った

出家しようと思ったのは、四十九日に納骨を済ませた、その頃でした。迷いはまったくありませんでした。看取りという大仕事を終え、なんとなく「現世の仕事は終えた」という気がしたのです。また、これから一周忌、三回忌、七回忌とずっと続けていくときに、「自分で法事をしたい」と思った、ということもあります。

そこで、まず子どもたちに、出家することを告げました。自分の気持ちに迷いはないものの、子どもたちがなんと言うかは気になりましたから、多少の緊張感を持って告げたのです。ところが、上の子は「ふーん」と言っただけ。下の子はまだ小学生だったために、出家の意味がわからず、「何？」と聞き返しました。「お坊さんになる」と答えると、やはり「ふー

ん」という返事。次に両親に告げると、こちらも「ふーん」。もっと大きなリアクションがあるかと思ったのに、なぜか誰も驚かないのです。

後日、高野山の尼僧学院で一緒に修行した女性たちの中には、「剃髪したら親が泣いた」とか、「泣いて止められた」という人もいたのに、拍子抜けするほどあっけない出家宣言でした。

若き日にシルクロードを旅して思ったこと

夫を送り終わったとき、「現世の仕事は終えた」気がしたのは、学生時代の思いが鮮明に蘇ったからでもあります。

1980年代、私が学生だった頃は、NHKの番組『シルクロード』が、喜多郎さんのテーマ曲とともに大ブームでした。放送を見た私は、「前世は中国の僧侶だったに違いない」と思い込むほどその風景に惹かれ、両親に頼み込んで北京に1年間語学留学をしました。

北京に着いたあとは、留学といっても勉強はそこそこに、バックパック一つで、当時はまだ日本人がほとんどいなかった奥地を旅して回りました。4等車の硬い座席に何日間も座りっぱなしで、移動しては乗り継ぎ、歩き、玄奘三蔵《げんじょうさんぞう》が通った道をたどったのです。そして、タクラマカン砂漠にたどり着き、その景色を目にしたとき、「ああ、ここには来たことがある」という既視感が湧き起こり、胸から溢れ出ました。「やっぱり、私の前世は中国の僧侶だったのだ」と、思ったのです。

ただ、それなら帰国してから仏門に入るとか、仏教を勉強するとかしそうなものですが、まったくそのようなことにはなりませんでした。ごく当たり前に大学を卒業し、就職して、結婚しました。まだ若く、おしゃれや恋愛にも興味があったからで、要するに時が至っていなかったのでしょう。

「出家しよう」と思ったのは、看取りが、やはり大仕事だったからだと思います。大仕事が終わったら、ずっと忘れていた学生のときの気持ちが、鮮明に蘇ったのです。原点回帰とでも言ったらいいでしょうか。厚く被さっていたものがサッとめくれて、「ああ、そうだった」と思った。「戻るべき場所は、あそこだった」と。そして、出家したのです。

そもそもなぜ看護師になったのか

ところで、普通に就職した私がなぜ看護師なのかと、疑問に思った方もいるのではないでしょうか。それは、生まれた子どもに重いアレルギーがあったからなのです。

発端は、生後3か月目に血便が出たことでした。いろいろな検査を受けましたが、原因がまったくわからず、とにかく入院しようということになり、入院。何か月もかけて徹底的に調べた結果わかったのは、最も安全なはずの母乳に対するアレルギーだった、ということでした。母乳に対するアレルギー反応で、腸管内がただれて出血していたのです。

母乳をやめ、豆乳ミルクに変えたことで、腸管内出血は治まっていきました。けれども、強いアレルギーのある子ですから、別のアレルギーが次々に起こります。食べ物の制限もあり、喘息も出て、もう何がなんだかわかりません。

しかし、ずっと入院しているわけにはいきません。8か月ほど経って、様子を見ながら家で生活することになったとき、「この子を育てるには、自分が知識を身につけなければダメだ」と思い、看護師になることを決意します。周囲も「それはそうだ」と納得し、子どもが1歳になったとき、看護学校受験のための勉強を開始。3歳のときに合格して、子どもと2人で学校の近くにアパートを借りての生活が始まりました。

当時、子どもは1年の半分ぐらいは喘息で入院するような状態でした。アパートの隣が小児病院でしたから、発作が起きると入院させて、自分は学校へ行き、学校が終わるとすぐ病院へ行くことの繰り返しです。それでもなんとか卒業して、看護師資格を取得したのは、ちょうど子どもが小学校に入学するときでした。

ところがこの頃になると、子どもに体力がついて、アレルギーが軽快していったのです。と同時に私自身も、せっかく勉強したのだから、子どもの専属でなくてもいいのではないかと、思うようになりました。看護師という仕事が、自分に合っていたということもあります。そこで、看護師として働き始めたのです。

仕事はやりがいがあり、看護師になって本当によかったと思いましたが、夫とは別れることになりました。子ども専属の看護師になって家に戻ってくると思っていたのに、外へ働きに行くと言うのですから、「約束が違う」と思うのは当然です。看取ったのは、それから何年か経って知り合った夫です。

②不思議な縁で真言宗に帰依《きえ》することに

上司に「出家します」と告げたら……

夫を看取ったあと、半年近く休職していた職場へ挨拶に行きました。本来ならば、「復職する」と言うべきところですが、もう心は決まっていましたから、「出家します」と上司に告げたのです。すると、「えーっ」と驚くかと思いきや、「そう。私の親戚に僧侶がいるから、紹介しましょうか」との返事。こちらが驚きました。

その時点では、ただ「出家する」ということだけがあり、そこから先どうすればいいのか、まったくわかっていませんでした。それがこれで道がついて、高野山真言宗で出家することになったのです。

実は、学生時代に中国を旅していた頃、とても好きになって1週間ほど毎日通っていたお寺がありました。西安にある青龍寺というお寺ですが、そこは真言宗の開祖である空海（弘法大師。774〜835年）が、恵果《けいか》和尚から密教の奥義を授かったところだったのです。高野山に行ってからそれを知り、また驚きました。なんとなくひかれて、ふらふらと行っては時を過ごしていたお寺が、お大師様のいらっしゃったお寺だったとは。もしかしたら、高野山真言宗に帰依したのは、偶然ではなかったのかもしれません。

僧侶になるための手順

僧侶になるには、宗派によって若干の違いがありますが、まず「僧侶になります」と宣言をする必要があります。もちろん家族に宣言すればいいわけではなく、僧としての師である師僧に、出家して仏門に入るための「得度《とくど》」という儀式をしてもらうのです。ということは、得度する前に師僧を見つけ、弟子にしてもらわなければなりません。

得度の次が「授戒《じゅかい》」、すなわち僧侶として守るべき戒律を授かることです。得度は１日で済みますが、授戒は３日間かかります。ここまでは、家がお寺でなくともする人が、けっこういるそうです。ただ、授戒しただけでは、葬儀を執り行ったりすることはできません。自分の信仰として仏教に帰依したという意味なのです。

授戒が済むと「四度加行《しどけぎょう》」、すなわち修行です。得度から四度加行まで一気に進む人もいますが、私は得度と授戒の間に約１年、授戒と四度加行の間に約１年、間があります。なぜかというと、授戒や四度加行は日程が決まっていて、タイミングが合わないと、翌年まで待たなければならないからです。

待つ間は、パートで看護師をしながら心理学を勉強したり、高野山の「心の相談員養成講習会」を受講してカウンセリングの勉強をしたりしていました。四度加行に入るに当たっては、仕事の調整もしなければなりませんし、着るものをはじめとして、揃えなければならないものなどもありますから、ちょうどいいペースだったように思います。

四度加行は、高野山真言宗の僧侶になるには、必ずしなければならない修行です。四度加行そのものは約100日間ですが、前行と後行を合わせると200日近くに及びます。この間ずっと高野山にこもり、外界との連絡を一切断ち、肉体的にも精神的にも厳しい修行をします。高齢だと体力がもたないため、50歳が修行のリミットとされているほどです。

これを終えると、「伝法灌頂《でんぽうかんじょう》」という真言密教の法を授かる儀式があり、「阿闍梨《あじゃり》」となります。阿闍梨となって初めて、真言宗の僧侶として認められ、葬儀を司ったり、弟子を持ったりすることができるのです。

当時すでにリミットぎりぎりの年齢だったこともあり、師僧は「そこまでやらなくても構わない」という口ぶりでした。親や子どもたちも、「そこまではやらないだろう」と思っていたようでした。けれども私の中では、迷いはありませんでした。初めから、高野山へ行くものと思っていたのです。

③〝俗世〟とはまったく異なる修行の日々

剃髪し、音信不通の200日間

修行への迷いはないと言っても、２００日も家を空けて、しかもその間一切連絡が取れないわけですから、それなりの準備が必要です。ちなみに、家族に電話したりすると、その時点で修行は打ち切られ、下山しなければなりません。〝俗〟に触れてしまったからです。修行をやり遂げるまでは音信不通、何が起こっても帰れないのです。

当時、上の子は20歳を過ぎていましたが、下の子がまだ小学生でしたから、自分たちだけで生活することはできません。母に頼んで泊まりに来てもらわなければならず、そうなると父が一人になってしまいます。迷惑をかけることになりますから、きちんとお願いをしに行きました。「こういうわけで、２００日ほど家を空けなければならない」と言うと、さすがにそのときは母が「えーっ、それは何。大丈夫なの？」と、驚いていました。

この件で初めて驚かれたわけですが、ともあれ、子どもたちを母に託し、剃髪して、高野山に入りました。

高野山真言宗は、修行が厳しいことで知られているのですが、実際に修行を始めてみると、その通りでした。というよりも、予想をはるかに超えていた、と言った方がいいかもしれません。

まず、朝は2時起床、夜は9時就寝です。睡眠5時間で、朝というよりもまだ夜中のうちに起きます。起きている間は休む間もなく修行で、その合間に食事や入浴があります。

通常であれば、食事は休憩もしくは楽しみの時間でしょうけれど、ここでは違います。お経を読むために毎日12時間以上も正座し、脚に褥瘡ができている身にしてみれば、正座しなければならない食事は、むしろ地獄。とっとと食べて、早く立ち上がりたい一心です。もちろん、私語は一切禁止。自分たちの部屋から一歩外に出たら、無言の行なのです。食べるものも、ご飯のほかに1品という粗食。ご飯があって味噌汁があったら、それだけです。

これが、200日間続くのです。自ら希望して修行に入った私でさえ、「終わるまであと何日」と毎日数えたほどですから、実家のお寺を継ぐために否応なく来た人などは、さぞつらかっただろうと思います。

「合理」が通用しない世界から見えてくるもの

高野山での修行は、それまでの常識がすべて、根本的に覆されるようなことの繰り返しでした。それまで私がいた、そして今もいるこの社会は、合理的であることをよしとします。いかに効率よく物事を進めるか、いかに科学的に物事を考えるか、ということが重視されます。けれども修行の場では、合理的である必要など、これっぽっちもないのです。

たとえば「百礼《ひゃくらい》」です。起立して合掌、一礼してから、両手・両膝・額を地につけて礼拝する「五体投地《ごたいとうち》」を１００回繰り返すのですが、これを毎日することに合理性があるかといったら、どうでしょうか？　しかも、「なぜ１００回なのか？」などと疑問を持っても、それを尋ねることはできません。私たちに発することが許されている言葉は、「はい」と「申し訳ありませんでした」と「ありがとうございます」の三言だけだからです。

また、修行中は毎日３座の勤行《ごんぎょう》を行います。俗にいうお勤めで、お経を読んだり礼拝したりするのですが、１座が４時間ほどかかります。つまり、４時間正座したまま。それを３回ですから、毎日12時間正座しているわけです。当然、褥瘡ができます。人の皮膚は、２時間動かさずにいると赤くなってえぐれてきて、褥瘡ができます。ですから看護師は、２時間おきに患者さんの体位交換をするのです。

さらに、腓骨《ひこつ》神経麻痺が起こります。正座のしすぎで、しびれを通り越して脚の神経が麻痺してしまうのです。要するに、医学的な合理性からすれば、あり得ない話です。それで、「これって、褥瘡ですから！」などと、心の中はモヤモヤしているのですが、何も言えません。痛いと言ったりモジモジ動いたりすると、「信心が足りない！」と言って怒られるからです。しかも、麻痺した足で歩けば転びますが、転んで怪我をしても、持ってきてもらえるのは抗生物質ではなくお香ですし、「信心が足りない！」と言ってまた怒られます。信心が足りないために、邪気に見舞われて転んだ、というわけです。

部屋は2人部屋で、その中にいるときだけは、小さな声でならば私語が許されていました。そこで、毎晩部屋に帰ってからルームメイトに、「これはね、褥瘡っていうんだよ。ほんと、ひどいよね」などと、愚痴を言っては憂さを晴らしていました。

ところがよくしたもので、日が経つにつれて、苦痛が和らいでいきます。体が順応してきたのです。極限まで突き詰めた粗食のために、みんなどんどんやせて体が軽くなります。私も15キロやせたおかげで動きやすくなり、正座したとき脚にかかる負担も減りました。褥瘡も、一旦えぐれたのが治ってきますから、皮膚が強くなって正座が平気になります。

童子を飛ばして家族を守ってもらう

体もつらかったのですが、もっとつらかったのは、気持ちです。子どもたちに何かあったらどうしよう、交通事故に遭っていたらどうしよう、大きな病気をしていたらどうしよう、親も年だから調子が悪くなっていたらどうしようと、あれこれ考えて、とてつもない不安に駆られるのです。考えるのをやめようと思っても、いつの間にか考えてしまいます。東日本大震災のあとでしたから、関東に直下型地震が起きたらどうしよう、とも思いました。

みんな自分が作り出した心配なのですが、もう修行をやめて山を下りた方がいいんじゃないか、と思う。こんなところにいる場合じゃない、と思う。繰り返し、繰り返しそう思い、居ても立っても居られない。下から火に炙《あぶ》られるような感覚です。

あとから考えれば、心配はみんな、つらい修行から逃れるための大義名分だったと思います。修行から逃げ出す口実を見つけるために、心配事を作り出して、自分で自分を騙そうとしていたのです。

この気持ちが収まってきたのは、四度加行に入って百日ほど経った頃です。その頃から、「ああ、これは自分が作り出しているのだな」と、思えるようになってきました。自分が作り出した不安に七転八倒して、本当に逃げ出してしまったら、今度はすごく後悔する。自分で思っているよりも、自分の心はずっと弱くて、自分がコントロールしているように思っていても、コントロールできないのだ。そう思えるようになったら、心配事が浮かんでも、考えるのをやめることができるようになりました。「ああ、心がまたやっている。いろんなことを仕掛けてくるなあ」と、外から見られるようになったのです。

心配に苛まれる過程はみんなが通る道だからでしょう、先生である寮監には、私たちの気持ちが手に取るように見えていたのだと思います。その時々に絶妙なタイミングで、言葉少なに教えてくれたことも、心の支えになりました。たとえば、「子どものことがすごく心配になったら、不動明王の真言を唱えて、童子を子どものところに飛ばしてもらいなさい」と。

不動明王には、三十六童子という眷属《けんぞく》(従者)がいて、三十六童子はさらに数千の眷属を従えています。不動明王の真言を唱え、三十六童子にお願いをすれば、童子が眷属を引き連れて子どものところへ飛んで行き、守ってくれる。あなたたちは童子を飛ばすことができるのだから、心配になったときはそうしなさい、と言うのです。

それを教えてもらってからは、心配な気持ちが起こると、真言を唱えて童子を飛ばすようにしました。そうするうちにだんだんと、必ず童子が行って守ってくれると確信できるようになって、心が落ち着いてきました。思い込みといえば思い込みなのですが、宗教的なものの考え方にすごく助けられたのです。

ただ、私にとっては宗教的なものが力になりましたが、そうでなくてもいいのだと思います。「子どもは大丈夫だ」と、信じる力があればいい。最終的には、自分自身の意志の力だろうと思います。

些細なことが無常の喜びに

つらかったことばかり述べましたが、たまには楽しみもありました。加行見舞いという、先輩や周囲の寺院からの差し入れです。差し入れのお菓子や果物を、お供えして拝んだあとでおすそ分けしてもらえるのが、無常の喜びなのです。

粗食で15キロもやせるほどですから、加行見舞いの包みが見えるともう、嬉しくて仕方ありません。特にチョコレートの包み紙のようなものが見えたりすると、小躍りせんばかりの気持ちです。ところが、そうなるとお経が走るのです。すかさず、「浮ついている！」と怒られる。お経に身が入っていないことが、バレるのです。

ルームメイトと修行の愚痴を言いながら食べたチョコレートの、なんとおいしかったことか。あのときほどチョコレートをおいしいと感じたことはなかった、と言っていいでしょう。本当に小さなことが、この上ない喜びになるのを、身をもって知りました。

苦しいことも、不安も、喜びも、合理的であることが大事かどうかも、自分がどう見るか、どう考えるかで変わる。詰まるところ、私はそれを、２００日かけて学んでいたのかもしれません。

第3章　死にゆく人の心に寄り添う

1　剃髪したら、患者さんが語り出した

①患者さんが体ではなく心のことを話し始めた

お守りの形が頬に現れた

阿闍梨となって高野山を下りたあとは、復職して看護師の仕事を再開しました。四度加行に入る前は訪問看護と病院勤務を両方していましたので、復職後も同様です。

ただ、下山すれば有髪《うはつ》に戻っても構わないのですが、私は剃髪したままでしたから、「もしかしたら、嫌がられるかもしれない」と思いつつ、以前訪問看護していた患者さんのご自宅にうかがいました。すると、予想に反して大歓迎。「まあ、あなた、そうだったのね」と、詳しい事情は何も聞かずに、受け入れてくれたのです。そして、患者さんの話す内容が変わりました。

「ねえ、これを見て。何に見える?・」と、頬のしみを指差して尋ねるのです。「何でしょう

ね」と、首を傾《かし》げながら聞いていると、「お守りに見えない?」と。

その患者さんはがんの再発で、末期でした。初発のとき、入院した病院で相部屋になった人からお守りをもらったら、そのおかげで退院できた。12年経って再発し、病状が厳しく在宅療養になったが、今度はお守りの形が頬に現れた、と言うのです。「息子に話したら、『何バカなことを言ってるんだ』と笑われちゃったけれど、お坊さんだったら、こういう不思議な話、たくさん知っているでしょう?」と。以前から体のことはよく話してくれる患者さんでしたが、このような話は初めてでした。

看護師の私には話さなかったことを、僧侶となった私には話してくれたのです。もしかしたら体のことよりも、このときのような心の内を、以前から話したかったのかもしれません。けれども、「忙しそうだから迷惑かもしれない」とか、「こんなことを言ったら笑われそうだ」という気がして、言わなかったのでしょう。

残念ながらこの患者さんは亡くなりましたが、「お守りが現れた」と話すことで、多少なりとも安心できたのだとしたら、よかったと思います。

答えはいらない、ただ話したいだけ

看護師としてではなく僧侶として、在宅療養中の患者さんの許《もと》にうかがうこともあります。僧侶としてうかがうといっても、説法をしたりお経を読んだりするわけではありません。終末期にある人と向き合い、その心に寄り添う「臨床宗教師」として、患者さんの話を聞くためにうかがうのです。

その患者さんは、医療スタッフに自分が何か言うと、それを解決するために「こうしなさい」と言われるのがつらい、と言います。

たとえば、看護師に「こういうことで困っている」と言うと、「それはこうしたらどうですか」とか、「こうするから、そうなるんですよ」と答えが返ってきます。患者さんとしては、ただ「困っている」とか「これがイヤ」と愚痴をこぼしたいだけなのに、解決策を提示されると、まるでお説教されているような気がするらしいのです。けれども看護師にしてみれば、「困っている」と言われて放っておくわけにはいきません。患者さんのためを思い、なんとかしたくなってしまうのです。

では、家族が愚痴を聞いてくれるかといえば、それも難しいでしょう。1、2回は聞いてくれても、たび重なれば「また言ってる」とか、「そんなこと言ってもしょうがないじゃないか」と言われてしまいます。家族もまた苦しんでいるために、じっくり聞くだけの心の余裕がないのです。

私も看護師ですから、看護師がどのような思考回路で動くかはわかります。仮に「最近、腕が重くて」と言われたとすれば、筋力が低下しているのだろうか、可動域はどのくらいだろうかと心配になり、「コップは持てますか?」「お食事は大丈夫ですか?」「トイレはどうされていますか?」と、次々に聞いて対策を立てようとします。そして、「腕が重くても、頑張って動かした方がいいですよ」とか、「落とすと危ないから、コップはプラスチックに替えましょう」などとアドバイスします。

しかし、考えてみれば、頑張って動かすことにどれほどの意味があるでしょうか。頑張って動かしても、すでに着地態勢に入った体を、ユーターンさせられるわけではありません。動かすことでプラスされる、腕が動く時間も、さほど長くはないでしょう。「プラスチックのカップに替えた方がいい」とアドバイスしたことで、「もう陶器のカップも使えなくなってしまったのか」と、かえって患者さんがショックを受けるかもしれません。

もちろん、アドバイスが無駄だというのではありません。予測される危険を回避し、不測の事態が起こるのを防ぐ。少しでも患者さんの状態をよくし、命を長らえさせる。それが医療者の使命です。その使命がまっとうされているからこそ、多くの人が救われるのです。ただ、人生の着地態勢に入った人に必要なものは、少し違うのかもしれません。

②「看護師」から、「看護師資格のある僧侶」へ

剃髪して在宅看護に行ったときのこと

高野山を下りて、元の勤務先で復職の相談をしたときに、剃髪した姿で訪問看護に行っていいものかどうか、という話になりました。「坊さんが来るのはまだ早い。呼んでない！」と言われたらどうしよう、と。でもまあ、1回行ってみよう。行ってみて、すごく受けが悪かったらカツラを被ろうということになり、「お守りの形が現れた」と言った患者さんの家にうかがったのです。その結果は、先に記した通り、大丈夫でした。

そこで、剃髪した姿でほかのお宅にもうかがうことになったのですが、「あら？」という顔はしても、「何かあったの？」と聞く方はいませんでした。ただ、何度か通っているうちに、「この様子なら、聞いても大丈夫だろう」と思ったのでしょう。2、3か月経ってから

「どういうことだったの？」と聞く方はいました。

おもしろいことに、理由を聞いたりするのは女性ばかりで、男性はずっと見て見ぬ振りをしていました。「俺は何にも驚いていないから」という雰囲気を醸し出していたと言いましょうか。坊主頭の患者さんに、何かの話のついでに「お揃いになりましたから」と言ったら、初めてこちらを見て、「どうしたんだよ」と言ったり。

いずれにしても、みなさん大人ですから、見た瞬間に「何かあったんだな」とは思っても、聞かずにいてくれたのです。自分が病気で大変なのに、こちらに気を使ってくれる。申し訳ないことでした。

僧侶になったこと、僧形をしていることは、看護の現場ではプラスに作用することの方が多いと感じます。ただし、どこでもそうだというわけではありません。在宅や緩和ケア病棟ではいいのですが、集中治療室（ＩＣＵ）や、がんの患者さんたちがいる外科病棟などではよくありません。ＩＣＵは、みんなが必死で生きようとしている場所ですから、それこそ「まだ早い！」と言われかねません。外科病棟では、抗がん剤の影響だと勘違いされて、「あなたもなの？」と親近感を持たれることがあります。「違う」と言うとそこで断絶が生まれますし、嘘をついて「そうだ」と言うわけにもいきません。そのため、病院勤務のときはカツラを被っていました。

こんなこともありました。

銭湯に行ったときのことです。私を見て仲間だと思ったのでしょう、乳がんの方が近寄って来て、「お互いに頑張りましょうね」と、声をかけてくれたのです。そして、チラッと私の胸を見て傷がないのを確かめると、「手術はこれから?」と尋ねました。さすがに申し訳なさすぎて「違う」と言えず、「はい……」と言葉を濁してしまいました。

このことがあってから、がんの患者さんがいる場所では特に気をつけるようにしています。

「外儀《げぎ》」があるから許されること

修行を終えれば有髪にしてもいいのですが、私は剃髪したままで、普段は作務衣《さむえ》を着ています。この姿でいることが「外儀」となって、何らかのサインを発していると思うからです。「ああ、この人になら話してもいいんだ」とか、「現世の利得と関係ないところにいるんだ」というようなサインです。

「外儀」とは、見せ方あるいは見られ方と言ってもいいのですが、威儀を正すことであり、修行中はこれを厳しく叩き込まれます。僧侶は仏壇に向かって拝むとき、後ろ姿を見られます。衣を踏んだり、だらしなく背中を丸めて座ったり、所作が汚かったりすると、自分ではわからなくても、後ろにいる人たちからは丸見えです。そのような外儀では、ありがたいお経を読んでも、ありがたみがありません。

したがって、まずは自分の立ち居振る舞いを正すことが大事です。立ち居振る舞いを正すことで、自ずと心が正されていくのです。

ただ、この姿をしていると、困ることもあります。男性と間違えられて、女性専用車両に乗ろうとして止められる、女湯に入ろうとして驚愕される、女性用トイレで不審な目で見られる、等々です。女子高校生たちが、私が女性か男性かを賭けていたこともあります。

髪を落としただけで、周囲の人の私を見る目が変わる。ジロジロ見られたり、目を逸《そ》らされたりする。それは、これまでに味わったことのない体験でした。私の些細な体験などと比べようもないのですが、それでも抗がん剤の影響やそのほかの理由で髪のない人の気持ちが、ほんの少しわかったような気がします。そして思ったのは、言われた方が楽だ、ということです。

私たちは、がんで髪のない人に会ったとき、目を逸らしたり、その話題には触れないようにしたりします。けれども状況が許せば、聞いてもいいのではないか。「どうしたの、何があったの？」と聞いた方が、自分から「実はね」と言い出すよりも、楽なのではないか。そう感じたのです。

それは髪に限らず、手や足の欠損などでも同様かもしれません。もちろん、相手との関係性やその場の空気にもよりますが、私は可能ならばこちらから聞いてみるようにしています。たとえば指が欠けている人がいたら、「いったいどのようなことで、そうなったのですか？」と聞くと、「工場で旋盤をしているときに、こんなことがあって」と、詳しく話してくれたりします。人生における大事件を誰かに聞いてほしい、という思いがあるのかもしれません。また、僧侶としての外儀が、聞くことを許してくれるのかもしれません。

以前は深刻な気配を感じると逃げていた

今は聴くことを大切にしていますが、以前は聴くことから逃げていました。病棟の看護師は、1日10人ほどの患者さんを担当しています。時間の制限がある中で、しなければならないことがたくさんありますから、1人の患者さんと30分、1時間と話をすることができないのです。ただし、これは私の言い訳です。忙しい中でも、患者さんと話ができていた人はいると思います。

本当は、自分にそれだけの度量がなかったからなのです。度量がないからでしょう、危険を察知するアンテナだけは発達していて、「この患者さんは何か深刻なことを抱えていて、長い話をしそうだな」とわかるのです。そのようなときは、呼ばれてもいないのに「すみません、ちょっと呼ばれていて」などと言って逃げてしまうことがありました。あるいは、患者さんから「もう死んでもいいんだ」というような話をされると、「何言ってるんですか」とか、「そんなこと言わないでくださいよ」とお茶を濁して、まじめに聞かなかったこともあります。

当時30～40代だった私は、患者さんの死に数多く接していたのに、死と真剣に向き合って考えたことがありませんでした。人によっては20代でも30代でも十分に精神的成長を遂げていて、死に向き合える人もいると思いますが、私はそうではありませんでした。50歳を過ぎてやっと、向き合えるようになったのです。

看護師になったばかりの頃、おそらく心臓血管外科に配属されて１、２か月経ったときだったと思いますが、患者さんが亡くなるのを初めて見ました。容体が急変して亡くなったその姿に、ものすごくショックを受けてメソメソ泣いていたら、先輩にきつく叱られました。「泣いていても、仕事ははかどらないんだから！」と。

患者さんが亡くなったからといって、メソメソ泣いたりするのはだらしがない。気の毒だと思ったりするのは、看護師としてナンセンスだ。プロならプロらしく、いつも平常心でいるべきだ。そのような感覚が、当時はあったように思います。

経験を積むにつれて私も、だんだん気持ちをブロックするのが上手になっていきました。感情を遮断するのに失敗すると、患者さんや家族の気持ちがドッと入り込んで来て、一緒に悲しくなってしまったりするのですが、それもなくなりました。このような姿勢でいたことが、患者さんの死と真剣に向き合うことから、自分を遠ざける結果になったのかもしれません。ただしこれも、私がそうだっただけで、感情を同調させなくとも、きちんと患者さんに向き合うことができる人はいたはずです。

ちなみに今は、看護学校でも現場でも、「泣くな」とか「感情をブロックしろ」などと言われることはありません。患者さんや家族の感情に引っ張られすぎて、うつになってしまったりするといけませんから、セルフコントロールが大事だとは言いますが、「悲しいときは悲しいよね」というスタンスです。

効果のない治療への違和感

患者さんと真剣に向き合うことから逃げていた私ですが、何も思わなかったわけではありません。

私は最初に配属されたのが心臓血管外科で、次が脳外科。ここが随分長くて、そのあとが消化器外科、最後は乳腺外科です。ずっと外科ですから、患者さんが亡くなるケースが多々ありました。特に、後半の消化器外科と乳腺外科では、がんの治療をしながら亡くなっていく患者さんが大勢いて、その最期に立ち会ってさまざまなことを思いました。

その頃はまだ緩和ケアという考え方も一般的ではありませんでしたし、患者さんが総じて今より若かったこともあり、「治せなければ負けだ」という雰囲気がありました。そのため、最後の最後まで積極的治療を続けるのです。

手術をして、再発しないように抗がん剤治療をする。腫瘍を取りきれなかったから抗がん剤治療をする。再発したから抗がん剤治療をする。がんの治療ではそれが当たり前ですが、当時の抗がん剤は副作用がひどく、治療を始めると気持ちが悪いしだるいし、何もできなくなってしまいます。しかし医師は、本音では「あまり効果がないだろう」と思っていても、患者さんには「頑張ってやってみましょう」などと言いますから、患者さんはその気になって頑張ります。そして結局、亡くなるまで抗がん剤治療を続け、亡くなったときにも点滴が落ちていたこともありました。

そのようなケースに立ち会うと、別の選択肢があるはずなのにと、残念でなりませんでした。抗がん剤治療をしなければ、それなりに動けて、残された時間で温泉に行ったり、好きなものを食べたりできるのに、抗がん剤治療を頑張ってやったばかりに、気持ちが悪くて何も食べられず、どこにも行けず、ベッドから動けないまま亡くなってしまう。抗がん剤治療をしてもしなくても、おそらくゴールの日時はさほど変わらない。ならば、その間好きなことをした方がいいのに、もったいないと、ずっと思っていました。

しかし、看護師の立場では、それを患者さんに言うことはできません。病院の方針に反するからです。病院が「頑張って治療しましょう」と言っているのに、「やめた方がいい」とは言えないのです。

一方、患者さんにも迷いがあります。本当にこれでいいのか、と。そのため、「本当に治るのかな」というようなことをポロッと言うのですが、「治ります」とは口が裂けても言えません。「すぐやめて温泉に行った方がいい」とも言えない。そんな自分を「すごくイヤだ」

と思い、悶々としながら言葉を濁し、逃げたことが何度もありました。

今ならば、「本当に治るのかな」とか、「死ぬのかな」と言われたら、「人間はみんな、いつか死ぬんですよ」と言うことができます。ただ、それは私が僧侶だからであって、看護師の私が同じことを言ったとしたら、「なんてことを言うんだ！」と、激怒されたのではないでしょうか。

生き方としての僧侶、技能としての看護師

得度したばかりの頃には、よく「今は僧侶ですか、それとも看護師ですか？」とか、「割合的にはどっちが多いですか？」などと聞かれました。そのたびに一生懸命考えて、「今は8割看護師です」とか、「今は五分五分です」などと答えていたのですが、しだいにそれが、おかしなことのように思えてきました。僧侶であり看護師である状態に、私自身がやっと慣れてきたのでしょう。

所詮私は私で、どちらでもないし、どちらでもある。強いていえば、私にとって僧侶はものの考え方、あるいは生き方であり、看護師は技能でしょうか。看護師というスキルを持って、働いているのです。

ただし世の中には、看護師という生き方をしている人もいますし、スキルとしての僧侶が求められる場面もあります。葬儀の場などがそれで、そのような場では、僧侶としての生き方から出る生々しい言葉よりも、ほどよく形式の整った法話が求められます。そのため、檀家を持つお寺の跡継ぎや若い住職などは、法話研鑽会というような有志による勉強会に参加して、法話の技術を磨いていたりもします。

しかし私は、家がお寺でもありませんし、葬儀をするわけでもありません。僧侶として終末期の患者さんの話を聞くときも、法話などは一切しません。先方から求められればお経を読んだり真言を唱えたりすることもありますが、求められなければ、それも一切しません。終末期の病床とは、僧侶としてのスキルが求められる場でも、通用する場でもないからです。

もちろん、仏教を学んで得た考え方や感じ方のようなものは、私の根底にありますが、それを「お釈迦様はこうおっしゃっていました」というような形で表すことはありません。お寺に呼ばれて話す場合にも、あくまで自分はどう考えるか、どう感じるかを、自分の言葉でお話しししています。

2　僧侶として、死にゆく人と向き合う

①看護師であり僧侶である者として

看護師として行く場合、僧侶として行く場合

私は、医療のスキルを身につけた看護師でありつつ、死にゆく人と向き合う僧侶、すなわち臨床宗教師として、患者さんの家や緩和ケア病棟にうかがいます。こう言うと、公的な立場としては看護師なのか、僧侶なのかと疑問に思う方もいるでしょう。現状では、公的立場としては看護師の場合と、臨床宗教師の場合があります。それがどう違うのかを、少し具体的にお話ししましょう。患者さんの家にうかがう場合です。

看護師としてうかがうときは、血圧や体温などのバイタルサインを測ったり、点滴を替えたり処置をしたりと、看護師としての仕事をします。それらの仕事をしつつ、合間に患者さんの話を聞くのです。訪問看護は１回が30分程度のことが多いため、その時間内でお聞きす

るわけです。

臨床宗教師としてうかがうときは、看護師としての仕事はしません。30分なら30分、1時間なら1時間、お話を聞くだけです。訪問看護のような公的な制度ではありませんから、時間に規定があるわけではなく、どれくらいいるかは患者さんの希望や体調によって決まります。したがって、看護師としてうかがうときよりも、じっくりお話を聞くことができます。

たとえば、こんな風にです。


その患者さんは、「怖い」と言いました。臨床宗教師として、何度目かにうかがったときのことです。「何が怖いのですか?」と尋ねると、「これからどうなるのか、怖い」と言います。だんだん動けなくなって、ものが食べられなくなって、呼吸もできなくなっていく、それが怖いのだと。

その時点で、患者さんは歩くことができなくなっていました。前の週にうかがったときは、歩いて自分でトイレに行っていたのが、その日は導尿バッグをつけていました。

夫がそうであったように、やがて陶器のカップを持ち上げられなくなり、カップから直接飲むことができなくなり、ストローを使うようになり、ストローで吸うことができなくなり、飲み込むことそのものができなくなります。そして、自分の力で息をすることができなくなる。想像もつかない怖さです。

その想像もつかない怖さを、一人で耐えなければならないとしたら……。正気でいられることが、奇跡かもしれません。

以前の私であれば、逃げていたと思います。患者さんの怖さを受け止めることが、できませんでした。今も、たじろぎます。しかし今は、何が怖いのか、どう思っているのかを、聞いてみます。ただし、水を向けても話し出さなければ、無理には聞きません。無理にでも聞くことが大事だという人もいますが、私はそうは思いません。話したくなければ、話さなくていいのです。

その患者さんは、堰を切ったように話し出しました。「みんな遠慮して聞いてくれないから。聞かない人に話すのは、すごく勇気がいるから、話せなかった」と。「何が怖いとか、死んだらどうなると思っているかとか、聞いてくれると話せるし、頭の中だけで考えているよりも、話した方が怖くない」とも。

話すことで、少しでも楽になるのであれば。話してもいい相手がいると思うことで、少しでも楽になるのであれば。私はそこにいたいと思います。

②死にゆく人と話すこと

煩悩がいっぱいの話

臨床宗教師として、ホスピス（緩和ケア病院・病棟）に行くこともあります。緩和ケアとは、一言でいえば「病気に伴う心と体の苦しみを和らげること」です。体だけでなく心の苦痛も和らげるのが緩和ケアなのですが、ではホスピスの看護師に、患者さんの話をじっくり聞くだけの時間があるかといえば、なかなか難しいのが現状です。体調や投薬の管理はもとより、食事介助や入浴介助など、やるべきことがたくさんあるからです。そこで、患者さんの心のケアのために、もっぱら話を聞く者として私が呼ばれるのです。

朝行くと、「来てほしい」という患者さんが何人かいますから、その方たちの病床へ順番にうかがって、1時間ほどお話を聞きます。深刻な話ばかりかというと、実はそうでもありません。

他愛ない世間話をして終わるときもありますし、「家内には苦労をかけた」と話したり、「こう見えても若い頃はこうだったんだ」と、昔を懐かしむ人もいます。なかには、「遺産があるけれど、絶対あいつにだけは渡したくない」と、煩悩が燃え盛っている人もいます。「どうすればあいつに渡さないで済むか、考えているんだ」と、あれこれ考えたことを話してくれます。

緩和ケア病棟に入っている人が僧侶にする話というと、もっと内面的な話、「仏様が迎えに来てくれるんでしょうか？」といった話を思い浮かべる人が多いと思いますが、決してそんなことはありません。私も、「煩悩は捨てなさい」などとは言いません。捨てなくてもいいのです。

その人にとって遺産は、とても大事な、気にかかって仕方がないことなのです。けれども、当事者である家族や親族に、そのことは話せません。医師や看護師にも、そのようなことは話せません。現世の利害と離れたところにいる僧侶だからこそ、私に話したのでしょう。話したことで、少し気が楽になったのなら、それでいいのです。

死んだらどうなるかの話

「死んだらどうなるのか？」という話をする人もいます。僧侶なんだから、知っているだろうと。そう聞かれたときは、「どうなると思いますか？」と、聞き返すことにしています。

死んだらどうなるか聞いてくる人は、「こうなる」という自分なりのイメージを、持っているように思うからです。

実際に、聞き返されるとたいていの人は、「こうなると思う」「ああなると思う」と、話し出します。けれども、なかには「わからないから聞いているんだよ」という人もいます。その場合は「こういう話があります」ということで、「天界から餓鬼、地獄まで六道に分かれていて、今生の出来高に応じて振り分けられるんですよ」と話します。すると、「それはないな」と言ったりします。現代人の感覚からすれば、信じないのが当たり前といえば当たり前ですが、聞いておいて否定するわけです。そこで、「じゃあ、どうなのですか?」と尋ねると、「こうなるんじゃないか」と、話し出します。死後の世界を知りたいというよりは、死ぬことや死後のことについて話したいのです。

死は、本人にとって最大の関心事です。緩和ケア病棟に入ったということは、死が間近だということだからです。死ぬときは苦しいのか、苦しくないのか。光が見えるとか、お花畑が見えるとかいうけれど、本当なのか。死んだらどうなるのか。亡くなった人に会えるのか。魂は残るのか。本人としては、そんなことを話してみたいのですが、それができません。

周囲の人は、死について話すことをタブーだと思っているからです。もうじき死ぬ人と死について話したりするのは、本人を苦しめることになるのではないだろうか。「もうじき死ぬのか?」などと聞かれたら、うろたえてしまうし、どう答えていいかわからない。だいいち、もうじき死ぬ人、死の影を宿した人を直視すること自体が怖い。そのような恐れを感じているために、死がもうすぐそこに見えているのに、見えないふりをするのです。

しかし、本人は往々にして、敢えて死について話したいと思っていたりします。それは、死のイメージを作り上げ、自分の死を受け入れていくプロセスなのでしょう。死は、最終的にはどのようなものかわかりようがないのですが、わからないままでは怖い。だから、自分なりのイメージを作るのです。

ですから私は、尋ねられれば、これまでに見たり聞いたりしてきたことを、お話しすることにしています。「こういう話を聞いたことがあります」「こんな人を見たことがあります」と。そうすることで、患者さんが自分の死のイメージを描けるように、お手伝いしているのです。

③カウンセラーと臨床宗教師はどう違う？

死の前までが守備範囲か、死後もか

〝話を聞く人〟には、カウンセラーや傾聴ボランティアもいます。臨床宗教師よりも、むしろそちらの方がよく知られているのが現状でしょう。

カウンセリングは、広義には法律相談や就職相談など、さまざまな社会生活上の相談・援助を含みますが、ここでいうカウンセリングは狭義のカウンセリング、精神・心理的な相談・援助である「心理カウンセリング」を意味します。

傾聴は、カウンセリングにおけるコミュニケーション技術の一つで、相手の話に注意を払い、深く丁寧に聞くことです。傾聴ボランティアは、カウンセリングの技術のうち、傾聴だけに特化したボランティアで、相談・援助などは行いません。

臨床宗教師は、資格制度ができてまだ日が浅いため、カリキュラムが統一されていませんが、基本的には傾聴を含むカウンセリング技術も学びます。

では、臨床宗教師とカウンセラーは、どう違うのでしょうか？　一言でいえば、「死の前までが守備範囲か、死後も守備範囲か」の違いでしょう。

カウンセラーが持つ資格は、基本的には臨床心理士で、そのベースとなっているのは臨床心理学です。臨床心理学は、精神医学と関連が深く、精神・心理的な問題を抱える人の援助、回復などについて研究する学問です。要するに、カウンセラーのよって立つところは医学に近い科学であり、そこに死後は含まれないのです。それに対して臨床宗教師は、宗教がベースですから、死そのものや死後の世界といったことまでが守備範囲です。

カウンセラーの人たちと話しているとよく聞くのが、「死んだらどうなるのだろう」といった問いや、死に対する不安を投げかけられると、どう答えたらいいのか迷う、ということです。カウンセリングも、基本的には〝治す〟ことが目的ですから、着地態勢に入った人に対しては、援助しようがないのかもしれません。

傾聴技術の通用しない場

話を聞く技術の一つである「傾聴」は、カウンセラーや傾聴ボランティアだけでなく、臨床宗教師も学びます。ご存じの方もいると思いますが、傾聴には「うなずく」「要約する」

などいくつかの技《わざ》があって、その代表とも言えるのが「繰り返し」です。

繰り返しとは、相手の言葉を反復することで、それによって相手が、話を聞いてもらっているという実感を得たり、何気なく言ったその言葉が重要なポイントだと気づいたりする、とされています。実際にそのような効果が得られることがあるからでしょう、この技を好んで使う人は大勢います。

けれども私は、このような技が、終末期の人に通用するとは思えません。たとえば、「怖い」と言った患者さんに、「怖いんですね」と言葉を返したら、どうでしょうか。

徐々に筋力が衰え、歩くこともできなくなった人が、やがて来る日を思って「怖い」と言ったのです。そのとき、「怖いんですね」とおうむ返しに言われたら、どう思うでしょうか。所詮人ごとだから、「怖いんですね」などと、わかったようなことを言うのだろう。上から目線で、私の怖さを承認してもらわなくても結構だ。と、そんな風に思うかもしれません。そして、話すのをやめてしまったりはしないでしょうか。

技を使い、技術で話を聞こうとすることは、死にゆく人にはふさわしくない。いえ、ふさわしくないというよりも、技術で聞くことなどできないのではないかと思います。

無力な、裸の人間として、死にゆく人に対峙するのは、怖いことです。それでも、鎧《よろい》を着ず、技術で身を守らずに、死にゆく人と向き合いたい。「怖い」と言われたら、震えながら「何が怖いのですか?」と尋ねたい。私は、そのように思います。

3　現代の惑いに対処する「養老指南塾」

①親の死を受け入れられない人があまりにも多い

90歳の母親の死を受け入れられない

人生の着地態勢に入った人が、安心して最後の日々を過ごし、安らかに逝くには、看取る側の心の準備も大切です。そのため、不定期にですが数年前から、心のケアや死について学ぶための、「養老指南塾」という勉強会を開いています。なぜ、このような勉強会を始めたかというと、きっかけになった出来事がありました。

まだ僧侶になる前、病院で看護師をしていた頃のことです。60代後半の男性が、90歳を過ぎたお母さんを外来に連れて来て、こう言いました。

「母親はこの頃、ものをあまり食べられなくなってしまった。昔みたいにものを食べられるように、治してほしい」

それを聞いた医師は、

「お母さんの年齢だと、もう昔のようには食べないんですよ。体もそんなにたくさんの食物を必要としていませんから」と、返事をしました。

医師の言葉を聞いて、その男性はどうしたと思いますか？　ものすごく怒ったのです。

「病院は治すところだろう、医学は進歩しているのに、治せないのか！」と。

これには医師も、絶句しました。このお母さんは、病気ではなく老衰です。老衰は医学では治せません。絶句したものの、相手が怒っているので、医師も仕方なくいろいろと説明をしました。高齢になると体がどう変わるか、というようなことについてです。しかし男性は、まったく納得しません。「とにかく治せ！」の一点張りです。ついに医師が根負けして、そのお母さんは入院することになりました。

入院すれば、何らかの治療をしなければなりませんから、とりあえず高カロリーの輸液を点滴しました。けれども、90歳を過ぎた体ですから、点滴をすればするほどむくみます。もう体が点滴を吸収できないからで、かえって具合を悪くするようなものです。それでもお母さんは、「しょうがない」と思っているらしく、「すみませんね」と言って申し訳なさそうにしています。

一方、男性はお母さんが入院したあとも、「どうして食が進まないんだ」「味が悪いんじゃないか」「形態が悪いんじゃないか」と、散々クレームを出してきます。

親の死を一度も考えたことがなかった

おそらくこの男性は、お母さんが大好きで、お母さんを失いたくないのでしょう。しかし、大の大人がそうは言えませんから、その気持ちを医療へのクレームに転換して、ああだこうだと言っている。要するに、「お母ちゃん、死んじゃイヤだ！」と、駄々をこねている状態です。

それではなぜ、この男性が駄々をこねているかといえば、お母さんが死ぬことを、一度も考えたことがなかったからではないでしょうか。お母さんはいつまでも元気でいると、思っていたのです。ところが、お母さんが90歳を過ぎて、だんだん食べられなくなって、そこに死の影が見えたとき、パニックに陥った。お母さんが死ぬかもしれないという現実に打ちのめされそうになって、反撃に出たのです。

そのことがあってから私は、「親はいつか死ぬ。親はいつまでも元気でいるわけではない」ということを、もっと前に伝えておかなければいけないと、思うようになりました。

親の死がリアルになってからでは、本人がパニックになっていますから、「お母さんは、いつか死ぬものなんですよ」などと言っても、耳に入りません。それよりももっと前、本人たちが40代かせいぜい50代で、親もまだ元気なときに、死について知っておいた方がいいのではないだろうか。親を看取るとき、死について考えたことがないよりも、考えたことがある方が、子どもにとっても親にとってもいいのではないか。死にゆく人の心に寄り添うことができるのではないか。そのように思って、養老指南塾を始めたのです。

継続的に相談できる場としてのお寺

養老指南塾は、お寺で開くことにしています。どのお寺と決まっているわけではなく、要望があればそのお寺で、宗派は関係なく開催します。

なぜお寺かというと、1回受講して終わりでは、その後の状況の変化に対応できないからです。年をとるにつれて親の心身の状態は変わりますし、それにつれて家族の考え方も変わります。そのときになって相談するところがないのでは、困ってしまいます。お寺で開催しておけば、困ったときはお寺に行って住職に相談することができますし、住職が答えられないことであれば、私につないでもらうこともできます。


ところであなたは、お寺が全国にどれくらいあるか、ご存じでしょうか？

文化庁の調査によれば、お寺は全国に約7万7000か寺。コンビニが約5万5000店ですから、それよりも2万軒以上多いのです。とはいえ、日本人のお寺離れが進んで、地域におけるお寺の役割や存在感は、薄れているのが現状です。

一方、日本の年間死者数はすでに130万人を突破し、団塊の世代が全員90歳以上になる2040年には、年間死者数は167万人に達すると推計されています。そうなれば、介護の人材から火葬場までさまざまなものが不足し、当然ながら病院のベッド数も不足します。好むと好まざるとにかかわらず、自宅で最期を迎える人が増大するわけです。

ところが、死を遠ざけてきた私たち日本人にとって、自宅で最期を迎えることが一筋縄でいかないことは、これまでに見てきた通りです。そんなときに、お寺が相談の場として機能していたらどうでしょうか？　看取りの過程で生じるさまざまな疑問や心の惑いを、聞いてもらえるとしたら。7万7000もあるお寺が、そのように機能したら、在宅での看取りがもう少し楽になるのではないだろうか。そんな風に考えて、お寺で養老指南塾を開いているのです。

②想定よりも高齢の受講者が多い理由

受講者の多くは老々介護中

養老指南塾は当初、40代から50代ぐらいの人たちを受講者と想定していました。ところが蓋を開けてみたら、最も多かったのは70代、80代の人たちでした。その人たちは、老々介護の介護者だったのです。今、自分が介護している夫や妻、あるいは親が、いずれ死ぬ。そのときのことを知っておきたい、ということでした。40代、50代では、まだ死がリアルでないため、興味を持つ人が少なかったわけです。

ただ、40代、50代だとまだ先のこととして聞ける話が、70代、80代になるとすぐそこの、リアルな現実になってしまいます。その人たちに、死の過程をお話ししたりして大丈夫だろうかと、初めは心配だったのですが、特に問題はありませんでした。

一方、40代、50代で参加した人たちも、少数ながらいました。その人たちがなぜ参加したかというと、すでに両親のどちらかを亡くしていて、そのときのことが不本意だったからのようでした。若い頃にお父さんまたはお母さんを亡くしたけれど、そのときは何が何だかわからず、うまく看取れなくて後悔したから、今度こそ落ち着いて看取りたいということです。

そのような人たちにとっては、受講が振り返りになります。「ああ、そういえばそうだった」と思うことが多々あったのでしょう、「これを知っていたら、あのときもうちょっとうまくできたのに」と、言う方もいました。

死のプロセスから心の持ち様まで

養老指南塾は、フルコースの場合は３日間かけて行いますが、３日間かけるのが難しい場合は１日で行うこともあります。

基本的な内容としては、まず死ぬまでのプロセスをお話しします。第１章で述べた、３か月ぐらい前から兆候が現れる、という一連の過程です。その上で、終末期医療についてお話しします。現在の終末期医療と緩和ケアの、いいところも悪いところも広く公平に取り上げて、どのような選択肢があるか、わかるようにしています。

そして、心の問題に入ります。医学が進歩して、長寿になって、アンチエイジングがはやって、「私たちはみんな、なんだか死なないような気になっている」というところから、「なぜ死を直視するのが嫌なのか」というところまで。一つお話ししたらそのことについて、ワークショップ形式でグループに分かれて話し合います。そうすることで、いろいろな人の意見を聞き、自分がどのような価値観を持っているかを知ることができます。

このような内容を通して、死について考えることを前向きに捉えてもらえるようになれば、と願っているのです。

死を考えるとは、長いスパンでものを見ること

受講者に感想を聞くと、「知っておいてよかった」とか、「人間も動物なんだと思った」という人もいれば、「いろいろ考えて怖くなってしまった」という人もいました。死は、誰にとっても怖いものだと思いますが、リアルな死を見たことがあれば、多少はその怖さが緩和されるのかもしれません。そして、現代に残された、唯一と言ってもいいリアルな死に接するチャンスが、お葬式だと私は思っています。

ところが今では、お葬式までもなくなりつつあります。親のお葬式やお墓のことで自分たちが大変だったから、子どもたちにはそんな思いをさせたくないと、お葬式もお墓も不要という人たちが増えているからです。

私は、継ぐべきお寺があるわけでもありませんし、葬儀会社や墓地会社に縁故があるわけでもありませんから、お葬式やお墓がなくなっても困るわけではありません。子どもに大変な思いをさせたくないという気持ちもわかりますし、お葬式やお墓が要らないというのは合理的でもあると思います。ただ、そうなると、子どもたちの世代がかわいそうだと思うのです。

人が死ぬと、いろいろな人が集まってきて、思い出話をして涙を流し、あるいは笑い、遺体を棺に納め、花や遺愛《いあい》の品を入れて、火葬場に運ぶ。焼けるのを待ち、みんなでお骨《こつ》を拾う。その様子を見て私たちは、自分が死んだあとも、こうしてみんなが集まってくれる、自分もこうして送ってもらえるのだということを、学んでいたのです。死が、特別な怖いだけのものではなく、順繰りに回ってくる普通のものだということを、そこで学んでいたのです。

ところが、病院で亡くなり、お葬式もお墓も要らないとなると、自分が死んだときどうなるのか、イメージが湧きません。お墓参りに行っていれば、「自分が死んだあとも、こうして誰かが来てくれるのだろう」と思いますが、お墓がなければそれもわかりません。死があまりにも即物的で、自分が生きていることの意味がつかめないとでも言ったらいいでしょうか。

私たちは、親の死を見ることで、自分の死のイメージをつかみます。そして、親の死を通して自分の死を考え、自分の死を考えることで、これからの人生を考えます。言い換えれば、リアルな死を見ることで、長いスパンでものを考えられるようになる。30年後、40年後に自分もこうなるという見通しがつくからこそ、今をどう生きるかを考えるようになると言ってもいいのではないでしょうか。

第4章　生きていく人の心に寄り添う

1　医療だけでも宗教だけでも足りないものがある

①医療と宗教の接点におけるケア

終末期と精神疾患の共通点

在宅での、死にゆく人の心のケア、一言でいえばスピリチュアル・ケアを、もっと充実させたいというのが私の願いです。ただ、これを充実させるには、私自身がさらに地域に密着する必要があると思っています。いきなり終末期の患者さんのところに行って、「お話をうかがいます」と言っても、信頼関係を作れるかといったら、難しいと思うからです。

そうではなくもう少し前から、在宅で治療をしている段階からおつきあいをして、看護師としてのスキルが求められているときは看護師として、医療よりもスピリチュアルなものを求められる段階になったら僧侶として、患者さんをサポートできるような態勢を取れれば、いちばんいいのではないかと思うのです。

そのようなことを模索している最中に、ご縁があって、アルコール依存症やうつ病などの、精神疾患の患者さんたちとも関わるようになりました。精神科のクリニックで、リハビリテーション・プログラムの一環として、既存の療法に仏教的な考え方を取り入れたプログラムを「ＧＥＤＡＴＳＵ」と呼んで行うようになったのです。

「終末期の患者さんのスピリチュアル・ケアと、精神疾患の患者さんと、何か関係があるの？」と、不思議に思われたかもしれません。一見、まったく異なる問題のように思えますが、実は終末期の患者さんと精神疾患の患者さんには、共通点があります。医療だけで対処するのが難しく、精神的な面からのアプローチが大きな意味を持つ点です。

たとえば、アルコール依存症やうつ病の患者さんは、抗酒薬や抗うつ薬による治療が行われますが、それだけでアルコール依存症やうつ病が治るわけではありません。自分の考え方や行動の癖のようなものに自分で気づき、それを徐々に変えていくことが、薬による治療と同時に必要ですが、その過程に仏教的なものの見方が役立つのです。

そのようなわけで、現在私は精神科クリニックに在籍してリハビリテーション・プログラムに携わりながら、その地域の在宅療養中の患者さんのところへも、訪問看護にうかがっています。

リハビリテーションとしての仏教プログラム「GEDATSU」とは

「GEDATSU」は、具体的にはこんな感じで行われます。その日は、真言を唱えながら大きな数珠《じゅず》をみんなで回す「大数珠回し」をしました。参加者は、アルコール依存症を治療中の患者さんたち十数名です。

その患者さんは、輪の中に入って座ったものの、初めは「こんなことやって何になるんだよ。バカバカしい」という感じで、数珠を回そうとしませんでした。両の掌《てのひら》を上に向けて開いたまま、その上を数珠が通っていくのを眺めているだけです。

ところが、真言を108回唱え終わるまでという、かなり長い時間回し続けますから、ただ手を開いていることに飽きてきたのでしょう。あるいは、傍観していること自体が、バカバカしくなったのかもしれませんし、数珠を握って回してみたら、結構おもしろかったのかもしれません。途中から数珠を握って回し始め、しだいに腕まで使って一生懸命回すようになりました。そして回し終わったときには、何かをやり遂げたような高揚感のある、すがすがしい顔になっていました。

「GEDATSU」では、作業をするだけでなく、そのあとで参加者がそれぞれ感想を述べ、体験を分かち合います。また、私がその日やったことの意味を、それとなく仏教の教えに結びつけてお話しします。このときは、「自分がイヤだったときはほかの人が回してくれていたのだし、自分が回しているときはほかの誰かが休んでいたかもしれない。世の中はそういうものかもしれませんね」と、そんな話をしました。

「ＧＥＤＡＴＳＵ」は、このように仏教の考え方やテイストを取り入れた療法で、医学的に分類するとすれば、作業療法や認知行動療法に入ります。

作業療法は何らかの作業をすることによって、認知行動療法は考え方を変えることによって、心身の病気や障害の回復を目指します。これらの療法には、各種手作業や音楽、美術、運動など、さまざまなジャンルのプログラムが取り入れられていて、仏教もその一つという位置付けです。

「ＧＥＤＡＴＳＵ」では、大数珠回しのほかにも、写経をしたり、念珠《ねんじゅ》（数珠）を作ったり、「デス・トライアル」すなわち一種の〝死の体験旅行〟をしたりするプログラムがあります。もちろん、私がお話をすることもあります。その際には、「実は、すべての原因は自分にあるのではないか」とか、「物事は考え方しだいではないか」といった本当にシンプルな、当たり前なことをお話しするのですが、仏教の考え方が根底にあることで、それがとても新鮮に感じられるようです。

②意味を込めることに意味がある

「輪ゴム」を「念珠」に替える

「GEDATSU」は、分類するとすれば作業療法や認知行動療法に入りますが、それらとまったく同じかといえば、そうではありません。

たとえば、アルコール依存症の治療では、認知行動療法の一環として、「お酒を飲みたい」という衝動を止めるために、輪ゴムを使うことがあります。手首に輪ゴムをはめておいて、飲みたいと思ったら、輪ゴムをパチンと弾くのです。意識を逸らすことで衝動を止め、この行動をルーティン化することで、飲まずにいることを保つわけです。

とはいえ、実際に輪ゴムをパチンパチンとやっていると、非常に虚しい感じがします。40歳、50歳になったいい大人が輪ゴムを弾いている姿は、自分でも不毛な感じがして、やりきれなくなってくるのです。

ところが、輪ゴムを念珠に替えて、そこに意味を付加すると、感じ方がまったく違ってきます。大事な娘のために、お酒を飲まずにいたいと思うなら、娘に対する誓いを念珠に込める。仏様でもお母さんでも、大好きなおばあちゃんでもイチローでも誰でもいい、自分がとても大事に思っている人がいるなら、その人が念珠に宿って一緒に誓いを守ってくれると思う。すると、念珠が単なる物ではなく、価値のある大事なものになって、輪ゴムよりもずっと長続きするのです。

念珠は、「ＧＥＤＡＴＳＵ」の中で、念を込めながら自分で作ります。腕にはめ続けているうちに切れることもありますが、切れたら切れたでそこにも意味があります。苦しみが積み重なった自分の身代わりになって、これまで頑張ったことを認めて、切れてくれたのだと思えるからです。そして、念珠がこれまでの苦しみを持ち去ってくれたことで、少しだけ軽くなった身で、新たな念珠を作ればいいのです。

実際に、念珠を作ったときには、みなさんとても喜んでいました。アルコール依存症の患者さんは男性が多いので、自分ではめるのがイヤだったら奥さんに差し上げてくださいと言ったのですが、みなさん自分ではめていました。

ただ、このようなプログラムは、必ず医療と一緒に行うことに意味があります。「念珠を作って念をかけていれば、それだけで治る」という人がもしいたら、それは怪しいと思って間違いありません。一方には医師がいて、科学的にきちんと分析して、論理的に治療を進める。その治療と一緒に、別の立場からアプローチをすることによって初めて、宗教がきちんと機能するのです。

宗教性を消しすぎて心の拠《よ》り所がない

実は、精神疾患の患者さんと関わることになったとき、「宗教なんて、やめてくれ」と、拒絶反応があるのではないかと心配しました。しかしそれは、まったくありませんでした。

このことは、「宗教的な心を大切だと思うか」と尋ねると、「大切だと思う」と答える人が約7割という、日本人の〞気質〞のようなものを反映しているのかもしれません。同じ調査（『日本人の国民性調査』２０１３年）で、「宗教を信じるか」との問いには、「信じていない」と答えた人が約7割なのですが、それにもかかわらず、宗教心は大切にしているのです。

実際に、精神科の患者さんたちに写経や瞑想をしてもらうと、みなさんとても真剣に、熱心に行います。写経など、時間内に写し終わらないと、休み時間まで使って仕上げている人もいるほどです。

医療はこれまで、宗教的なものを排して、科学に徹することを目指してきました。森田療法やマインドフルネスなど、宗教における内観や瞑想をベースにした療法も、そこから宗教的な要素を取り除くことで、療法として認められてきました。

ちなみに森田療法とは、１９２０年頃に東京慈恵会医院医学専門学校教授の森田正馬《まさたけ》博士が創始した精神療法です。マインドフルネスは、今この瞬間に自分の体が感じることに注意を向け、雑念にとらわれないようにする、一種の瞑想法です。

ところが、宗教的なものを排し続けてきた結果、医療の現場では宗教的なものに触れることができなくなってしまいました。宗教的なものを消しすぎた結果、心の拠り所がなくなってしまった、と言ってもいいでしょう。キリスト教系の病院などの一部には、院内に教会があったり、聖職者がいたりするところもありますが、ほとんどの病院は宗教と無縁です。

けれども私たちは、受験の前には合格祈願をしますし、寺社に無病息災を願ったりもします。日々努力を重ねても、それだけでは心が落ち着かないことがあり、そのようなときには神仏に祈るのです。それと同じように医療の場でも、ときには「念珠が効く」と思ってもいいのではないでしょうか。医療と同じ場に宗教もあって、患者さんが自由に触れることができれば、それがいちばんいいのではないかと思うのです。

③医療的にはNOでも、仏教はNOではない

スリップする〝ダメな人〟ではない

アルコール依存症を例に、精神疾患の患者さんへの仏教的な関わり方について、もう少しお話ししましょう。

アルコール依存症では、お酒を飲んでしまうことを「スリップ」と言いますが、スリップすると医師に怒られます。「どうして飲んじゃったんですか。ダメじゃないですか」とか、「また飲んじゃったんですか」といった具合です。そして、抗酒薬を増量されたりします。スリップは、医療的には積み上げてきたものが崩れ、振り出しに戻る残念な失敗なのです。

しかし、仏教の立場から見れば、スリップするのもしないのも、その人の勝手です。お酒を飲みたければ飲めばいいし、飲みたくなければ飲まなければいいのです。アルコール依存症の患者さんにそう言うと、みなさんびっくりして、ものすごく喜びます。「ですよね！」とか、「いいんですよね、飲んでも！」「いや、いや、いや」などと言って大騒ぎです。とこ

ろがだんだん、そう言われることが、禁止されるよりも大変だということがわかってきます。「飲んではいけない」と言われるから、反発をして、陰に隠れてコソコソ飲むのです。「ダメだ」と言われるから、「なんだよ、バカヤロウ」みたいな気持ちになるわけです。けれども、飲酒は別に禁止されるものではなく、飲んでもいいし、飲まなくてもいい。「なんで俺が酒を禁止されなきゃいけないんだ」と、怒っているあなたがおかしいのです。ここが砂漠だったら、何を飲もうが飲むまいが誰も何も言わないし、飲み続ければ、そのうちに静脈瘤が破裂して死ぬだけです。いいんですよ、飲んで。というわけです。

ただし、突き放すだけではありません。医療の立場からすれば、スリップした患者さんは「ダメな人」であり、「またやってしまった人」ですが、仏教の立場では、スリップしたことでその人を否定したりはしません。スリップも、生きていればあることでしょう。誓いを破ることも、生きていればあることでしょう。あったことはこととして、こだわらず、怒らず、悔しがらず、次に進めばいいだけなのです。何度でも心を入れ替えて再スタートを切ればいいだけです。

医療的な厳しい対処ももちろん必要ですが、それだけでは追い詰められてしまいます。楽になれる道を残しておいて、バランスを取りながら、真ん中に戻って歩いて行けばいいのです。

飲酒そのものよりも、そこに至るまで

ところであなたは、アルコール依存症の患者さんが私と話をするとき、どんな話題が出ると思いますか？　「飲まないでいようと思うんだけど、飲んじゃうんです。どうしたらいいですか？」というような話をしてくると、思われたのではないでしょうか。

実は、このような話をしてくる人は、ほとんどいません。では、どんな話をするかというと、「妻が出て行っちゃったけど、復縁したい」「寂しくて仕方ない」というような、愚痴が多いのです。けれども、奥さんが出て行ったことの根底にも、寂しさの根底にも、自分の飲酒があることを見ようとはしません。

また、アルコール依存症には、なぜそんなにお酒を飲まなければならなかったのかという、理由があります。たとえば、出世することを目標にがむしゃらに働いてきたのに、失敗してしまって、お酒をたくさん飲むようになった、というようにです。とすれば、依存症という問題の前に、出世することが人生の意味だと思っていたところに、問題があるわけです。

つまり、「妻が出て行った」ということの前に飲酒の問題があり、飲酒の前に「出世第一」

という生き方の問題があるのです。それを改善しなければ、一旦はお酒をやめても、また元に戻ってしまいます。まさにその部分、どうやって生きるかを考えるところに、仏教的な考え方を取り入れる意義があります。

仏教にはもともと、繰り返すことということのは、その始まりに問題があるという考え方があります。繰り返していることを止めようとするのではなく、その始まりに戻って考えないと、物事は整わないと考えるのです。依存症とはまさにそれで、「やめる」「飲みたい」「やめる」「飲んじゃった」とグルグル繰り返している、その始まりに戻って考えないと、解決しないのです。

そこで、「GEDATSU」では、その始まりを見るように話をします。「物事の初めには何かが必ずあるから、それを見よう」と促すのですが、これはかなり強固に抵抗されます。ときには「うるせえ！」と怒鳴られることもあります。都合が悪くなると、怒るのです。しかし、そのようなときでも、その患者さんを放り出すことはありません。しばらくそばにいて、アプローチできそうであればしますし、その日が無理であれば、日を変えてまたアプローチします。

終末期の患者さんであれば、このようなアプローチはせず、患者さんの話をそのまま受け止めます。これから自分を変えてどうにかするということではなく、できるだけ穏やかに、最後のプロセスを進むことができればいいからです。しかしアルコール依存症の患者さんは、これからまた社会復帰をしようという人たちです。したがって、話の聞き方や方向付けが、終末期の患者さんとは異なるのです。

2　一人であることを見つめる

①人は徹底的に一人であると知る

「一人だ」と言いながら、人のせいにする

アルコール依存症の患者さんについては、始まりを見ることともう一つ、人は徹底的に一人だということを、きちんと心に落とし込むことが大切だと思っています。

飲んでしまったのは、あいつが悪いからだ。こう言われたから、飲んでしまったのだ。アルコール依存症の患者さんは、そんな風に人のせいにすることが多いのですが、なぜそう思うかといえば、人間は誰もが一人だと思っていないからでしょう。「俺は一人だ」とか、「一人でいいんだ」と言う人は大勢いますが、その背後には一人でいることの寂しさや、人に愛されたい、甘えたい、といった気持ちが見え隠れしています。

物事を他者のせいにしないこと。誰に愛されなくても、誰が横にいなくても、一人で立っていられるようになること。人はみんな徹底的に一人だということが腑に落ちたとき、初めて自分で自分を律することができるのではないか。そんなことを、お話しすることもあります。

支えてくれるものの力を身近に感じる

では、徹底的に一人であるとは、何者にも守られない状態かといえば、そうではありません。単なる人間関係ではなく、もっと宇宙的なもの、仏様もご先祖様も含めたあらゆるものが、自分とともにあると思うことができれば、とても楽になります。

たとえば、アルコール依存症の患者さんは、自分の意識を変えるために、「私はお酒を飲みません。お酒を飲まずに、毎日明るく元気に暮らします」と、何度も繰り返し言う方法を行うことがあります。もちろん、それでもいいのですが、そこには自分の力しかありません。

けれども、その言葉を真言に変えれば、お酒を飲まないという誓いを守るために、仏様がともにいてくれることを感じられます。唱えるのは真言でなくとも、大好きなおばあちゃんの名前でも、大切な娘の名前でも構いません。それを唱えることで、支えてくれるものの力を身近に感じられればいいのです。大きなものが自分とともにあると感じられるようになったとき、私たちは一人であっても、孤独ではないのです。

②死を身近に感じ、考える

自分の死を考えるプログラム「デス・トライアル」

先にも述べましたが、「GEDATSU」では、死を身近に感じて自分を見つめ直すためのワークショップ、「デス・トライアル」というプログラムを行うことがあります。自分の死を見つめることは、長いスパンでものを考えるためにとても大切ですが、普段の生活の中で自分の死を実感するのは難しいからです。その方法を、簡単にご紹介しましょう。

参加者は、ほかの人の手元が見えないように、適度に間隔をあけて、壁に向かって座ります。座ったら、自分が大切だと思うものをそれぞれ10個ずつ、3つのジャンルについて書き出します。１つ目が、物としての大切なものです。お金や車、家などを書く人が多いかもしれません。２つ目が、物以外の大切なものです。子どもや親、配偶者、あるいはペットなども入ってくるかもしれません。３つ目が、夢や希望、やってみたいことです。温泉に行きたいとか、あの店の何々が食べたいといった、手近な希望でも構いません。

それぞれ10個ずつ合計30個を、１つずつ付箋に書いたら、目を閉じます。全員が目を閉じて静かになったところで、私がナレーションを始めます。「ここは病院の診察室です。検査結果を、今から医師が説明します」という感じで、余命半年であることを告げます。さらに、アメリカの精神科医、エリザベス・キューブラー＝ロスの「死の受容プロセス」を援用して、「余命半年と告げられたあなたは、自分が死ぬなんて嘘ではないかと疑っています」というように語り、余命半年と告げられた人の気持ちを感じてもらいます。

「死の受容プロセス」とは、「患者が死を受け入れる際には、否認・怒り・取引・抑うつ・受容の５段階を経る」というもので、終末期の人との関わりを考える上での、重要なモデルとして広く知られています。

死の受容プロセスのうち「否認」、すなわち「自分の死が信じられない」段階の気持ちになってもらったところで、どのジャンルでも構いませんから、30個の中から6個選んで捨ててもらいます。捨てる項目が書かれた付箋を丸めて、実際に床に捨ててしまうのです。

それが済んだら、次の段階に進みます。再び私のナレーションで、「自覚症状がちょっと出てきました。だるくなりやすく、遠くまで出かけると疲れがひどい感じです。でも、まだものは食べられるし、呼吸もなんともありません」というように、体の状態をイメージできるようにします。そして、死の受容プロセスの次の段階、「なぜ自分が死ななければならないのか」という気持ちに感情移入できるようにして、怒りを感じてもらいます。その上で、「調子はどうですか?」と、診察時の医師の言葉を入れて、しばらく考える時間をとってから、また6個捨ててもらいます。

このように捨てていくことを繰り返し、項目が3つ残るようにします。そして最後に、「もう死が訪れるときがきました。2つ捨ててください」と言って、そこから1つだけ残して2つ捨ててもらいます。途中、死の受容プロセスの「抑うつ」段階あたりから、五感で感じてもらうためにお香を焚き、2つを捨て終わったところでチーンと鉦《かね》を鳴らして、瞑想に入ります。いわば、涅槃《ねはん》に行った状態です。

しばらく瞑想したあとは、涅槃に行ったままではいけませんから、きちんと意識を覚醒させて場を戻します。そして全員が順番に、最後に残したものとその理由、やってみての感想を発表し、体験を共有します。

最後の1つに何を残すか

最後に2つ捨てて1つだけ残すところでは、みなさんかなり真剣に悩みます。あなただったら、何を最後の1つに残しますか？

いつも多いのは、男女を問わず「お母さん」です。もうお母さんが亡くなっている人もいますが、生死は関係ないようです。最後の1つに物を残す人は少ないのですが、いないわけではありません。不動産を残していて最後まで悩み続けた人もいましたし、アルコール依存症の患者さんたちのときには、「お酒を飲みたい」という項目をずっと残していて、最後の最後まで悩み、最終的に捨てた人もいました。

最後に残ったものに関して、お母さんがよくてお酒が悪いというような、何がいい悪いということは、まったくありません。何が残ってもいいのです。

たとえば、「お母さん」と「お酒」が最後まで残ったとしたら。アルコール依存症の患者さんは、普段はお酒がいちばん大事で、「飲んじゃいけない」と言うお母さんは邪魔ですから、意識の外にあるわけです。その、同列に並べて比較することがない2つを、否応なく比べざるを得ないところに意味がありますし、その結果お酒を残したとしたら、それはそれでいいのです。「俺は、おふくろを捨てて酒を選ぶんだな」と、そういう自分に気づくからです。

着地するまでのプロセスをいかに充実させるか

感想としては、「あれをやっておけばよかった、と思った」とか、「○○さんにああ言っておけばよかった、と思った」ということが、たくさん出てきます。それに対しては、「何々をしておけばよかったということがあったら、今日からそれをすぐにしましょう。今の生き方に生かしましょう」というお話をします。だからといって、すぐにそれができるわけではないと思いますが、一度でもそう思ったことがあるのとないのとでは、やはり違うと思うのです。

長い目で見れば、アルコール依存症の患者さんも終末期の患者さんと同様、着地への過程にいます。それは私たち全員がそうだとも言えますが、アルコールで体を痛めていることを思えば、健常者よりは着地点に近づいていると言っていいでしょう。ただ、終末期の患者さんと違って、その自覚がないだけです。

デス・トライアルで自分の死を実感することが、自分が着地点への過程にいるという自覚につながるかどうかは、わかりません。ただ、自分にとって何が大事なのかを考えることで、これから先それを意識して生きることができるとすれば、少しは意味があるのではないでしょうか。いつか着地する地点に向かって、どれぐらいそのプロセスを充実させられるかが、大事なものを意識することで違ってくると思うからです。

第5章　医療と宗教が交わる場

1　古来、僧侶は医療者だった

①医学は僧の基礎教養の一つだった

空海も重視していた「医方明」

第5章では、医療と宗教が交わる場を見ていきます。現代では、医療と宗教はまったく別物と捉えられていて、宗教が医療の現場に違和感なく入っていけるのは、終末期の緩和ケアぐらいでしょう。しかし、科学が発達する前は、両者の境界線は曖昧でした。というよりも、そもそも仏教の大きな役割の一つが、病苦を取り除くこと、すなわち病気を治すことであり、医学が僧侶の基礎教養の一つとされていたのです。

僧侶の基礎教養は「五明《ごみよう》」と呼ばれ、声明《しようみよう》（文法学）、工巧明《くぎようみよう》（工学）、医方明《いほうみよう》（医学）、因明《いんみよう》（論理学）、内明《ないみよう》（仏教学）の5科目が含まれます。そのため、高野山真言宗の開祖・空海も、留学先の唐から日本へ帰るとき、数多くの書物とともに医学書も持ち帰って来たそうです。そして、のちに空海が開いた、身分貧富の差に関係なく学べる学校・綜芸種智院《しゅげいしゅちいん》では、五明は人を利する宝であるとして、これを教授していたそうです。

ところで、空海の生きた平安時代には、『日本霊異記』『今昔物語集』などの仏教説話集も生まれていますが、説話の中で病気は、前世に犯した罪や過去の過ちの報い、悪霊の祟り、鬼の仕業などと描かれています。そのため私たちは、「昔の人は病気の原因をそのように考えていて、治療といっても加持祈祷ぐらいしかなかったのだろう」と、思いがちです。

もちろん、そのような面もあったのでしょうが、それはそれとして、実際には薬草や鍼灸など、現代に通じる治療法も用いられていました。医方明には、患者の状態を見て診断する「病相診断」や、病気の原因を探る「病因追求」の方法なども記されていたそうです。

つまり僧侶は、薬草などによる治療と祈祷という、現代における医師と僧侶の役割を、両方担っていたのです。

平安時代中期以降、僧医の活動が目立つように

空海は平安時代初期の僧ですが、平安時代の中期以降になると、「僧医」の活動が目立つようになります。僧医とは、文字通り僧侶と医師を兼ねた人のことですが、すでに奈良時代

の初め頃には、医療を行う尼僧がいたようです。小道具や巫術《ふじゅつ》（神が人に乗り移って意思を告げ知らせること。お告げ、神託）による治療は禁じ、仏教の祈祷や薬湯による治療は認めるという、朝廷のおふれが出ていたそうですから、仏教が治療における王道だったことがわかります。

平安中期に僧医が目立つようになるのは、中下層の僧が生活の手段として医療に携わるようになったためだそうです。医学はあくまでも基礎教養の一つであり、医療を生業とすることは、表向きは僧侶には許されない行為だったのです。当時は医療が、僧侶のなすべきことの中でも、一段低い行為とみなされていたわけです。

②臨終における医療と念仏

『往生要集』に見る看病と看取り

死が現代よりもずっと身近だったその頃の人たちにとって、死にゆく人をどのように看取り極楽往生させるかは、病苦を取り除くことと並んで、非常に大きな関心事でした。平安中期の僧・源信が著した『往生要集』は、往生に関する文献を数多く引用して、終末期にある人をどのように看病するか、どうすれば極楽往生できるかを説いています。たとえば、住居とは別に看取りの部屋を設け、病人をそこに移すこととしています。なぜならば、住居には愛着のある品物が多く、そこにいると現世に執着する気持ちが生じてしまうからです。そのため家族や縁者も、顔を見せていいのは臨終間際になってからで、しかも泣き叫んだりして病人を惑わせてはならないとされています。

さらに、仏像の手に結んだ糸を病人に握らせ、仏に導かれて浄土に行くというイメージを持たせること。看病する人は大小便や吐物などの世話に当たること。病人自身は、浄土に往生できると信じ、念仏を唱え続けること、などが記されています。

『往生要集』は多くの人に読まれ、後世に大きな影響を与えました。つまり、『往生要集』に描かれた看取りのスタイルが、それ以後の基本になったのです。

ただし、このような看取りをしてもらえるのは富裕な人たちで、庶民の終末期はかなり悲惨なものだったようです。死は〝穢《けが》れ〟であり、触れてはならないものと考えられていたため、病気が重くなって治る見込みがない使用人などは、路上や河原、葬送地、寺の境内などに捨てられてしまうことが、稀ではなかったようなのです。

とはいえ、一方には救いの手もあって、平城京・平安京には、貧しい病人たちの救済施設である施薬院《やくいん》・悲田院《ひでんいん》が設けられていました。両院は官立で、運営していたのは、典薬寮《てんやくりょう》という医療・調薬を司る役所から出向した官医や僧などです。路上に遺棄された病人などを収容し、食事と医薬を与えるほか、収容者同士による看護も行われていたそうです。収容されるのは重病人が多く、ここで亡くなる人もまた多かったということで、まさに日本におけるホスピスの走りと言っていいのではないでしょうか。

薬は病を癒すもので、命を癒すものではない

ホスピスだけでなく、終末期医療をどこまで行うかという非常に今日的な問題が、はるか昔からあったと言ったら、あなたは驚くでしょうか？　中国の唐代初期の僧・善導《ぜんどう》（613〜681年）は、著作の中で「死ぬ間際に医薬は必要か」という問いに対して、「医薬は病を癒すものであって、命を癒すものではない」と答えているそうです。つまり、医薬で死を免れることはできない、ということでしょう。

そのほか、平安時代の僧・覚鑁《かくばん》は、「臨終の前には家族や財物への愛着、我が身への愛着、この世への愛着から、死ぬのがとてもつらくなって取り乱すことがある」と述べる一方で、

「寿命が決まらない間は医療を行うが、これは我が身への愛着を起こさせるものではない」とも述べています。言い換えれば、寿命が定まったあとは医療を行わない、寿命が定まったあとの医療は我が身への愛着を起こさせる、ということでしょう。最期まで積極的治療を続けたために、死を受け入れることができないまま亡くなっていく、現代の患者さんに通じるものがあるのではないでしょうか。

また、同じく平安時代の僧・湛秀《たんしゅう》は、極楽往生に専念するために医薬を用いることを認めています。痛みのあまり念仏を唱えることもできない、といった事態を避けるということでしょうか。とすれば、これは現代における緩和ケアと同じ考え方かもしれません。

③僧医の活躍と衰退の歴史

官医の世襲と腐敗、僧医の重用

平安中期に活動が目立つようになった僧医は、しだいにその存在感を増していきます。平安末期から鎌倉初期にかけての公卿《くぎょう》・九条兼実《くじょうかねざね》の日記『玉葉《ぎょくよう》』には、「長年官医の治療を受けてきたけれど、病が治らないどころか重くなったので、民間の僧医・大善坊に灸治をさせた。これは極秘事項で、もし明るみに出たら非難を浴びるだろうが、命を長らえるためにさせたのだ」という記述があるそうです。

天皇はもちろん公卿も、病気になれば官医が治療に当たることになっていて、どこの馬の骨ともわからない僧医に治療させるなど、本来あり得ないことだったのです。しかし、それにもかかわらず、官医の技量が低いために、そうせざるを得なかったという事情がわかります。

鎌倉時代以降になると、世襲制による弊害、すなわち新たな医学知識を取り入れることなく、ただ地位を守ることに汲々としてきた結果、官医の技量が低下していきます。それに対して、進取の精神に富み、新しい医学を身につけることに積極的だった僧医や民間医の技量は向上し、活躍の場が広がっていきます。特に、新興勢力であり、戦いに明け暮れる武士が僧医を重用したことで、存在感が一気に増したのです。

檀家ができて、僧医がいなくなった

ところが江戸時代になると、僧医の活躍の場は減っていきます。村医や町医と呼ばれた民間医や、藩のお抱え医師である藩医、儒者であり医師でもある儒医、さらにオランダ医学を

学んだ蘭医など、さまざまな医師が現れたためです。

また、寺請制度によって檀家を持つようになったことから、寺院の収入が安定します。檀家の葬祭供養一切を引き受けてお布施をもらい、さらに寺院の改築費用などの名目で檀家から資金を徴収する、といったことができるようになったためです。その結果、医療に携わらなくても生活できるようになり、僧医は急速に減っていったのです。

ちなみに寺請制度とは、キリシタンではないことを証明するために、仏教の檀信徒であることを寺院に証明してもらう制度です。庶民はその証である寺請証文を出してもらう代わりに、その寺院の檀家になりました。檀家ができて、特に努力しなくても生活できるようになったことが、仏教の凋落、すなわち葬祭仏教化を招いたとも言われています。

その後、明治時代になると医師が許可制になり、やがて医師資格試験も実施されて、それまでの漢方医に代わって西洋医が台頭するようになりました。明治時代以降は、西洋医学が日本の医療の主流となったのです。

2　ホスピス（緩和ケア病院・病棟）とスピリチュアル・ペイン

①ホスピスとは何か

ホスピスと普通の病院の違いは？

今の日本では、医療と宗教が交わる場、すなわち宗教が医療の現場に違和感なく受け入れられているのは、ホスピスぐらいではないでしょうか。ホスピスとは、心と体の苦しみを緩和するための「緩和ケア」を行う病院・病棟をさし、自宅で緩和ケアを行うことを「ホームホスピス」とも呼びます。

日本で最初に緩和ケアを行ったのは、大阪の淀川キリスト教病院で、1973年のことです。独立した病棟としてのホスピスを最初に設けたのは、聖隷《せいれい》三方原《みかたはら》病院（浜松市）で、こちらは1981年。どちらもキリスト教系の病院で、院内に礼拝室や教会があり、聖職者であるチャプレンがホスピスの患者さんの話を聞くなどしています。

ホスピスと一般の病院・病棟との大きな違いは、積極的治療をするかしないかです。たとえばがんならば、一般病棟では手術、抗がん剤、放射線という3大治療をはじめとする積極的治療が行われます。それに対してホスピスでは、基本的に病気を治すための治療は行われず、痛みや不安などを取り除くための治療、すなわち緩和ケアのみが行われます。

したがって、ホスピスに入れるのは終末期の患者さんだけです。では、終末期ならばどの病気の患者さんでも入れるかというと、実はそうではありません。日本では、がん、エイズ、心不全だけが緩和ケアの対象とみなされているため、ホスピスに入れるのは、基本的にこの3つの病気の末期の患者さんだけです。緩和ケアには緩和医療専門医だけでなく看護師、薬剤師、心理療法士などがチームを組んで当たりますが、この緩和ケアチームが診療した場合、診療報酬が加算されるのが、末期のがん、エイズ、心不全だけだからです。

緩和ケアとは、体だけでなく心も癒すこと

では、緩和ケアとは、詳しくはどのような医療をさすのでしょうか。世界保健機関（WHO）では、以下のように定義しています。

緩和ケアとは、生命を脅かす疾患による問題に直面している患者とその家族に対して、疾患の早期から、痛み、身体的問題、心理社会的問題、スピリチュアルな問題に関して、的確な評価を行い、それが障害とならないように予防したり、対処したりすることによって、クオリティー・オブ・ライフ（ＱＯＬ：生活の質）を改善するアプローチである。

要するに、「対象は患者本人だけでなく、家族も含むこと」「痛みや体の問題だけでなく、心理社会的問題や、スピリチュアルな問題にも対処すること」「それによって生活の質を改善すること」が、緩和ケアだという考え方です。

少し説明をすると、「心理社会的問題」とは、不安や苛立ち、抑うつ状態のような精神的な問題と、仕事やお金、人間関係などの社会的な問題をさします。

「スピリチュアル」は、「霊的な」と訳されることもありますが、霊的というと心霊現象などを思い浮かべる人もいるからでしょうか、通常はスピリチュアルという言葉をそのまま使います。スピリチュアルな問題、すなわち「スピリチュアル・ペイン」は、「魂の痛み」と訳されることもありますが、これもわかりにくいため、基本的にはスピリチュアル・ペインという言葉がそのまま使われます。

さらに、「疾患の早期から」とあるように、緩和ケアとは必ずしも終末期になってから行われるべきものではなく、早期からなされるべきだとされています。ただし、その比重はずっと同じではなく、初期には治療優先で緩和ケアの比重は軽く、終末期に近づくにつれて緩和ケアの比重が重くなっていきます。具体的には、痛みやだるさ、吐き気などの身体的問題への対処は早期から治療と並行して行われ、スピリチュアル・ペインへの対処などはそれが生じる時点、多くの場合、終末期になってから行われると思えばいいでしょう。

②スピリチュアル・ペインとは何か

答えのない問いがスピリチュアル・ペイン

私はこの、終末期特有の問題とも言えるスピリチュアル・ペインに対するケア、「スピリチュアル・ケア」を、病気の種類にかかわらず充実させたいと思っています。では、スピリチュアル・ペインとは、いったいどのようなことを言うのでしょうか？

私は、スピリチュアル・ペインとは、「問われても答えられないもの」だと思っています。答えようのない問いを発し始めたら、それはスピリチュアル・ペインから出てきた言葉だと思うのです。

たとえば、「なぜ死ぬのだろうか」とか、「どれくらい生きていられるのだろうか」「私の人生は、何だったのだろうか」といった問いには、答えがありません。つまり、問われても答えることができません。それに対して、「退院できるのだろうか」という問いには、答えることができます。「手術が済んで、リハビリをして、こういう状態になったら、退院できます」という風にです。


答えのないことを問われると、問われた方が困惑します。たとえば、お母さんが「私の人生って、何だったと思う?」と、突然言ったら。

おそらく、問われた人はギョッとして、「何バカなこと言ってるの」とか、「知らない」などと言って、逃げてしまうのではないでしょうか。その問いの、あまりの重さに震え上がって、自分を守るために逃げ出すのです。

しかし、そこは逃げ出さずに、聞くことが大事です。答えはありませんから、聞くだけですが、それでいいのです。諭したり、ごまかしたりする必要もありません。「そんなこと言わないで、元気出して」などと言わずに、死にゆく人の言葉に耳を傾けます。スピリチュアル・ペインにもしも答えがあるとすれば、それは私たちの中にではなく、死にゆく人の中にあるのです。

精神的苦痛とスピリチュアル・ペインはどう違う

では、スピリチュアル・ペインは、精神的苦痛とどう違うのでしょうか？

たとえば、治療上の理由で起き上がることを禁止されて、ずっとベッドに寝ていなければならないとしたら。起きたくて仕方がないのに、起きてはいけないと言われる。それは精神的苦痛です。あるいは、会社で上司からいじめられて、会社に行くのがイヤだ。これも精神的苦痛です。

ところがその人が、「こんな私なんて、生きている意味がない」などと言い出すと、それはスピリチュアル・ペインです。精神的苦痛とスピリチュアル・ペインは、関連しているけれど質が違う。似たような苦痛だけれど、苦痛の出てくる場所が違う、と言ったらいいでしょうか。

その２つを分けるとすれば、解決策があるかどうかでしょう。ベッドから起きたいのであれば、そっと起きて車椅子に乗って外を見に行くことならば、できるかもしれません。会社に行くのがイヤならば、会社を辞めるという方法もあります。しかし、スピリチュアル・ペインには解決策がありません。人間の力ではどうすることもできないこと、それがスピリチュアル・ペインなのです。

③スピリチュアル・ペインはケアできるのか

ホスピスに入ることを嫌がる人がいる

第2章で、希望してもホスピスに入れず、望まない在宅死をせざるを得ない患者さんがいることを述べましたが、反対に、ホスピスに入ることを嫌がる人もいます。打つ手がなくなっても、緩和ケアに移行することを嫌がるのですが、いったいなぜそのようなことが起こるのでしょうか?

一言でいえば、シフトチェンジがあまりにも急で、見捨てられた感じがするからです。それまでは、この抗がん剤が効くかもしれない、これがダメでもこっちなら効くかもしれないと、治す方向にベクトルを向けて、本人も家族も一丸となって頑張ってきたわけです。医師も、「頑張って治療しましょう」と言います。

ところがあるとき突然、「打つ手がなくなった」と言われる。全力疾走していたら、突然目の前に壁が現れたようなものでしょう。ものすごい勢いでぶつかって転び、天と地がひっくり返ってしまった。そんな状態では、壁の向こうに何があるかなど、考えることもできません。「ホスピスに移ってはいかがでしょうか」などと言われても、とうてい承服できない。体よく捨てられた、としか思えません。

そうならないためには、「治療せずに死ぬ」という選択肢もあることを、耳に入れておく必要があります。が、医師も看護師もそうは言いません。それを誰かが言わなければ、選択肢が「治療する」の一つしかないために、全力疾走してしまうのですが、治療するのが仕事の医療者には言えないのです。

患者さんは、見捨てられたと思えば、「なぜ、私が死ななければならないのか」というスピリチュアル・ペインから、いつまで経っても抜け出せないかもしれません。けれども、「打つ手がなくなった」と医師に言われたとき、もう一つの選択肢を知ってはいた、治療しないという選択肢を選ぶときがきたのだと思えば、それほど強く見捨てられた感を抱かずに済むのではないでしょうか。そして、緩やかに着地できるかもしれません。

そのために、ある時点で、治療だけが選択肢ではなく、治療しないという選択肢もあること、どちらにしても人はみんないつか死ぬということを、誰かが告げておく必要があります。私は、それを告げるのは、僧侶をはじめとする臨床宗教師の役割だと思っています。

最終的にケアできるのは自分自身

私は、特に在宅医療におけるスピリチュアル・ケアを充実させたいと思っています。しかし、「スピリチュアル・ペインはケアできるのか?」と問われたら、「できない」と答えるしかありません。スピリチュアル・ペインをケアできるのは、その人自身だけなのです。

私たちにできるのは、スピリチュアル・ペインを軽くするとか、なくすということではなく、患者さんの話を聞くことです。患者さんが話すことを、そばにいて、邪魔をせずに聞く。そして、患者さん自身が、話しながら自分の中で気持ちを整理していくのを見守るのです。

患者さんが話したことに対して、たとえば「そんなこと言ったら、お子さんが悲しむじゃないの」などと諭したりするのは、すべて邪魔なことです。話してみることによって自分の中で答えを探す、というプロセスにせっかく入ったのに、そこで考えが進まなくなってしまうからです。

かといって、答えを探す作業を、患者さんが自分一人だけでできるかといったら、それも難しいのではないでしょうか。問題が重すぎて、一人では押しつぶされそうになってしまうからです。誰かに話すことで、少し気持ちを軽くしながら、自分自身を整理していく。それには、邪魔をしない聞き手がいいのです。

ですから、私がスピリチュアル・ケアというのは、スピリチュアル・ペインそのものをケアするという意味ではなく、スピリチュアル・ペインと向き合う患者さんのそばにいて、その言葉を聞くことなのです。

自分の言葉で周りが動くと話せなくなる

スピリチュアル・ケアの例を、一つだけ挙げましょう。

その患者さんは、もう長いこと在宅療養をしていて、医師や看護師をはじめ、作業療法士やあん摩マッサージ指圧師など、多くの人が関わっています。それにもかかわらず、「ただ話を聞いてくれるだけの人がほしい」ということで、私がうかがうことになりました。なぜ、ただ話を聞くだけの人がいいと思ったかというと、以下のようなことがあったからです。

あるとき、マッサージ師に「最近よく眠れない」と、言ったのだそうです。するとマッサージ師が、「じゃあ、よく眠れるマッサージをしようね」と言って、それ以来、よく眠れるマッサージをしてくれるようになったのです。

しごく当然の反応だと、思われたのではないでしょうか。しかし、このとき患者さんが言った「よく眠れない」は、文字通りの意味ではなく、スピリチュアル・ペインだったのです。心の痛みのせいで、よく眠れない。でも、医師や看護師に「眠れない」と言うと、「睡眠薬を処方しましょうか」ということになってしまうから、マッサージ師に言った。ところがマッサージ師も同様の反応をした、ということです。

もちろん、マッサージ師が悪いのではありません。そう言われれば、その問題を自分のスキルでなんとか解決するのが、マッサージ師の仕事です。けれどもそれ以来、患者さんは何も言えなくなってしまったそうです。自分の言葉に反応して動いてほしいわけではなく、話を聞いてほしいだけだったからです。「眠れないから寝不足で困る」という体の問題ではなく、「もう眠れない状態になっているのだ」という、心の痛みを口にしただけなのです。

このケースのように、患者さんの言葉が体の不調からくるものなのか、スピリチュアル・ペインからくるものなのか、見極めるのが難しいことがあるかもしれません。そんなときには、自分で判断してしまわずに、本人に聞いてみるといいのではないでしょうか。「よく眠れない」と言われたら、「何かしてほしいことはある?」と聞いてみる。「睡眠薬を増やしてもらおうかな」とか、「足をマッサージしてくれる？」などと言われたら、そうすればいいのですし、「何もない」と言われたら、それはスピリチュアル・ペインですから、そばにいて話を聞けばいいのです。

３　僧侶が心のケアを担う台湾の看取り事情

①「足元に光の柱が立つのが見えた」と言われたとき

臨床宗教師の言葉と患者の気持ち

台湾では、仏教の僧侶である「臨床宗教師」が、ホスピスだけでなく患者さんの自宅でも、医療と連携しながらスピリチュアル・ケアに当たっています。自宅の病床が、まさに医療と宗教の交わる場となっているわけで、私の目指す姿がそこにあります。そのため、日本でも台湾の仕組みが取り入れられないかと思い、２０１５年から毎年台湾を訪れては制度などについて学ぶとともに、患者さんの家を訪れる臨床宗教師に同行させてもらっています。

あるとき、同行先の患者さんの家でこんなことがありました。

臨床宗教師はボランティアとチームを組んでいて、同じ患者さんのところへは、毎回同じ臨床宗教師とボランティアが行きます。このときのボランティアは気功ができる人だったため、すでに何度も訪れて気心の知れた患者さんに、気功をしました。ボランティアが気を送っている間、臨床宗教師は患者さんの枕元でお経を唱えていましたが、気功が済むと患者さんや家族と話し始めました。そのとき、患者さんから臨床宗教師に「最近、しばしば足元に光の柱が立つのですけれど、あれはなんでしょうか?」と、質問があったのです。

もしも医療者がこう言われたとしたら、「酸欠だ!」と思って、すぐに酸素吸入を始めるはずです。幻覚が見えるのは、脳が酸欠になった印だからです。けれども臨床宗教師は、こう答えたのです。

「すべては順番通りです。心配ありません、うまくいっています」

それを聞いた患者さんは、ホッとした表情になって、目を閉じました。周りにいた家族も、安心したようでした。

なんと素晴らしい対応でしょうか。この段階では、酸素吸入をしたとしても、酸素を体がうまく取り込めないため、元気になるわけではありません。無駄な酸素吸入をするよりも、信頼する僧侶が「心配ありません」と言ってくれる方が、どれほど楽になることか。科学では対処できない問題に、スピリチュアル・ケアが果たす役割を、目《ま》の当たりにした瞬間でした。

医療を学び、医療を表に出さない

台湾の臨床宗教師は、日本の東京大学に相当する最難関校・国立台湾大学の付属病院「国立台湾大学医学院附設医院」（以下、台大医院）の呼びかけで養成が始まり、台大医院が養成に協力しています。そのため、臨床宗教師になるには、台湾大学の医学部や看護学部の授業の聴講なども含め、台大医院で１年間みっちり学びます。そのあとで、さらに先輩の臨床宗教師について、現場で研修を重ねます。

日本の臨床宗教師については後ほど詳しく述べますが、日本では養成の課程に医療教育が組み込まれていないのに対して、台湾では医療の基礎をしっかり学ぶところが、大きく異なっている点の一つです。

医療の基礎を学んでいるからこそ、「光が見えた」と言われたとき、それが脳の酸欠による幻覚であり、死にゆく人がたどる行程の一つであることが、きちんと理解できるのです。

そして、それを理解した上で、「すべては順番通りです」と告げる。自分に医療の知識があることなどおくびにも出さず、僧侶としてなすべきことをしているのです。

おそらく、医療の知識が身につくと、それを出したくなってしまうのが人間だと思います。たとえ医療を体系的に学んでいなくても、看取り経験を重ねれば、ある程度の知識は身につきます。そうなれば、僧侶としての法《のり》を超えて、医療的なアドバイスをしたくなることがあるはずなのです。

患者さんからも、「どうやったら治るんでしょう」とか、「だるいんです」などと言われることがあるでしょう。けれども、それに対して医療的な答えで応じるのは、僧侶の任ではありません。それではまるで、似非《えせ》医者です。

それを思うと、あれほど医療をしっかり学んでいるにもかかわらず、それをまったく表に出さず、僧侶としての役割に徹しているのは、驚嘆に値します。よほど厳しく自分を律しているからに違いありません。

②病院にも在宅にも仏教との連携がある

リビングウィル（事前指示書）と臨床宗教師

あなたは、自分が終末期に至ったとき、つまり死に際に、蘇生措置や延命措置をどこまでしてほしいと思いますか。心臓マッサージをしますか？　人工呼吸器は？　気管挿管は？　胃瘻や腸瘻は？　それを、リビングウィル（事前指示書）として、準備してありますか？

日本でも、一時期リビングウィルを書くことがはやりましたし、入院する際にはこれを書かせる病院もありますが、それはあくまでも本人の希望であって、法的拘束力はありません。現実には、本人が「一切の延命措置は不要」と意思表示してあっても、親族が一人でも延命措置を望めば、延命措置がなされます。

ところが台湾では、２０００年に「安寧緩和医療条例」が成立し、この法律によって終末期医療を自分の意志で選択できるようになりました。望まない人工呼吸器をつけられてしまった、というようなことがなくなったのです。もちろん、事前指示をしたくない人はしなくて構いませんし、途中で指示内容を変えることも可能です。

具体的には、終末期に蘇生措置や延命措置をどこまで行うかという「事前指示」を、保険証に埋め込まれたチップに記しておき、いざというときにはこれをもとに対応が決まります。要するに、医療機関は患者の蘇生措置や延命措置を、必ずしも行わなくてよいことになったわけで、これによって医療費削減が進みました。政府の意図としては、望まない延命措置を防ぐというよりは、医療費削減の方に重点があったのかもしれません。

一方、臨床宗教師の養成が開始されたのも、2000年頃です。安寧緩和医療条例の成立と直接関係はないのかもしれませんが、思い切った終末期医療改革と時を同じくして、スピリチュアル・ケアを手厚くする試みが始まったのは、偶然ではないように思います。

先の「光が見えた」ケースからもわかる通り、臨床宗教師がスピリチュアル・ケアに当たることで、無駄な酸素吸入などをせずに済めば、医療費削減に貢献するからです。しかも、その方が患者さんや家族の満足度も高いのです。

病院死・在宅死へのバックアップ態勢

台大医院では、臨床宗教師はホスピス（緩和ケア病棟）に常駐して、スピリチュアル・ケアに当たっています。ホスピスにはお祈りのための部屋がありますし、病院全体の地下にもお祈りの部屋があって、入院している人はいつでも好きなときに行くことができます。

さらに臨床宗教師は、台北市内の「大悲学苑《だいひがくえん》」から派遣されて、在宅療養中の患者さんのケアにも当たっています。

大悲学苑は、訪問看護ステーションの僧侶版とでもいえばいいでしょうか。もともとは台大医院のホスピスにいた臨床宗教師や看護師が、退院後の患者さんのケアに当たるために、独立して開いた事業所です。なぜ、退院後の患者さんのケアに当たろうと思ったかというと、台湾では回復の見込みがなくなると、自宅に戻る患者さんが多いためです。２０１３年の開業から２０１７年までの5年間で、台大医院から紹介された患者さんや、独自に依頼してきた患者さんなど、２０９名のケアに当たったそうです。

ところであなたは、臨床宗教師を患者さんが選べるかどうか、気になりませんか？　人には相性がありますし、特に心の奥深くを見せるとなれば、誰でもいいというわけにはいきません。ところが、「あの人がいい」と、患者さんや家族が指名できるかといえば、それはできないのです。

しかし、それに文句を言う人はいません。なぜかというと、台湾の臨床宗教師は押し並《な》べて徳が高いから、言い換えれば尊敬されているからです。そもそも台湾の僧侶は、日本と違って完全な出家者です。家はなく寺に住み、妻も夫も子もなく、財産もなく、戒律を守って暮らしています。妻帯肉食が当然の日本とは基本が異なるというか、ありがたみがまるで違うと言ったら、怒られるでしょうか。

もちろん、宗教を信じない人が多数派である日本に対して、台湾では何らかの宗教を信じている人が大多数だという違いもあります。信仰心の厚さが、僧侶に対する姿勢にも表れているのでしょう。

「死の質」ランキング、台湾がアジアでトップ

ＱＯＤ（Quality of Death＝死の質）という言葉をご存じでしょうか？

〝死の質〟と聞くとギョッとしますが、これはイギリスの雑誌『エコノミスト』が、２０１０年に初めて提唱した概念で、終末期医療、特に緩和ケアがどの程度整っているかという指標です。「緩和ケアのための環境」「人材」「費用」「ケアの質」「地域社会との関わり」という5項目の質と量を調査し、数値化してランキングをつけています。

これまでに、２０１０年と２０１５年の2回調査されていて、２０１０年は40の国と地域

が対象でしたが、２０１５年は80の国と地域が対象になりました。2回とも1位はイギリスで、２０１５年は１００点満点中93・9点。以下、２０１５年の結果は2位がオーストラリア91・6点、3位がニュージーランド87・6点、4位がアイルランド85・8点、5位がベルギー84・5点、6位が台湾83・1点。アジアでは、台湾以外にシンガポールが12位に入っていて77・6点、日本は14位で76・3点です。つまり、台湾がアジアでは最もＱＯＤが高く、10位以内に入ったアジアの国・地域は台湾だけなのです。

ちなみに、ＱＯＤワーストスリーは、80位イラク12・5点、79位バングラデシュ14・1点、78位フィリピン15・3点でした。

同誌では、緩和ケアの進展に必要な条件として、国家の方針や医師・看護師への教育が重要であることや、費用面で治療が受けやすいこと、オピオイド系鎮痛剤が使いやすいことなどを挙げています。さらに、「死に関する意識を向上させ、死について前向きに話せるようになるには、地域社会の取り組みが重要だ」とも述べ、それに取り組んでいる国として、ブラジルやギリシャと並んで台湾を挙げています。台湾では、国家レベルでの政策だけでなく、地域レベルでも、死に関する意識を向上させる取り組みが行われているということでしょう。

さらに、ケーススタディの一つとして台湾を取り上げて、なぜ死の質が高いのかを分析しています。その中に、台大医院の陳慶餘名誉教授のコメントとして、以下のような話が載っています。

台湾の緩和ケア領域における新機軸の一つは、症状の管理よりもむしろスピリチュアル・ケアを重視していることです。ロータス・ホスピス・ケア財団のような組織が、緩和ケアの一部であるスピリチュアル・サポートをするための、仏教の僧侶や尼僧の養成を支援しました。陳榮基博士は、台湾人の70パーセント近くは仏教徒であり、臨床宗教師が同席することについて、患者とその家族はとてもポジティブな反応をしたと報告しています。

陳榮基博士とは、台大医院の元副院長で、臨床宗教師の養成を推進した中心人物の一人です。

このコメントからわかるのは、臨床宗教師の養成は、「緩和ケアの質の向上」というはっきりとした目的を持って、医師主導で始まったことであり、その効果があって、台湾の緩和ケアの質が向上したということです。そして、多くの人が臨床宗教師によるスピリチュアル・ケアを歓迎しているということでしょう。

このコメントは、私が実際に臨床宗教師に同行して患者さんの家に行ったり、台大医院のホスピスを訪ねたりしたときに、感じたこととも一致しています。

③台湾と日本で異なる臨床宗教師事情

お布施で回っていく台湾

台湾の臨床宗教師と、日本の臨床宗教師は、目指すところはほぼ同じですが、違いもかなりあります。

台湾では、一説によれば、何らかの宗教を信じている人が86パーセントだそうですから、宗教を信じていない人が72パーセントという日本とは対照的です。また、台湾では回復の見込みがなくなると、退院して自宅に帰る人が多いのに対して、日本では最期まで治療を続け、病院で亡くなる人が多いという違いもあります。これらの違いが、医療の現場への宗教の受け入れられやすさの違いを生んでいるのであろうことは、すでに述べた通りです。

また、台湾の僧侶は出家者であり、尊敬される存在であることも述べました。そのため人々には、お寺や僧侶に対してお布施をすることへの抵抗感がありません。それに対して日本では、葬儀などの際に「いったいいくら包めばいいの？」という困惑と、「お経や戒名に、どうしてこんな金額を払わなきゃならないのか」という抵抗感が、多くの人にあると言っても過言ではないでしょう。

このような〝気分〟を反映して、流通大手のイオンが、自社で手がける葬儀サービスの一環として、僧侶の紹介を行うとともに、全国統一のお布施の目安、すなわち価格を表示したことがありました。この試みは、消費者には好評だったのですが、伝統仏教の各宗派の集まりである全日本仏教会からの猛反発を受け、料金表示は削除されました。

これが、２０１０年にあった「イオン布施目安提示事件」と呼ばれる騒動ですが、実はお布施の目安を提示したのはイオンが最初でも、イオンだけでもないようです。そんな事情もあってか、時代の流れに抗えなかったからか、結局現在は「お布施金額の目安一例」として、料金が掲載されています。

要するに、日本人にとってお布施はもはや、「ありがたい」と思って差し上げる宗教心の発露ではなく、サービスに対する代価だということでしょう。ところが台湾では、宗教心の発露としてのお布施が、しっかり根付いています。そのため、臨床宗教師にお世話になったとき、差し上げるのはお布施です。現金のこともありますし、お経の本を何百冊も印刷して奉納したりすることもありますが、さほど裕福でない人でも、かなりの金額をお布施にします。

このお布施、あるいは料金が、日本の臨床宗教師ではネックになると、私は考えています。話を聞いてもらうのがカウンセラーならば、時間あたりの料金設定でも違和感はないでしょう。しかし、1時間いくらと料金設定をして臨床宗教師を呼ぶことには、違和感があるのではないでしょうか。

僧侶を呼ぶにしても、葬儀ならば、僧侶の役割はつつがなく儀式を執り行うことです。葬儀の際に、遺族が僧侶に胸の内を吐露したりはしません。だからと言ってはなんですが、先に料金が決まっていてもいいのかもしれません。けれども臨床宗教師の役割は、スピリチュアル・ケアです。たとえば、「1時間3000円です」といって出向いて行って、いきなり心の内を、しかも深く重い悩みを、話すでしょうか？　料金設定をしたとたん、臨床宗教師自身も患者さんも、宗教者ではなく時給いくらのアルバイト、という意識になってしまわないでしょうか。

やはり台湾のように、僧侶は患者さんに静かに寄り添い、寄り添っているうちに患者さんが話すようになり、亡くなったあとで遺族がお布施をするという仕組みが、しっくりくるのではないでしょうか。ところが日本では、そのお布施がネックなのです。

東日本大震災から始まった日本の臨床宗教師

日本の臨床宗教師は、2011年3月の東日本大震災をきっかけにして生まれました。あまりにも悲惨な災害を目の当たりにした宗教者たちが、自分たちにも何かできないかと、同年5月に「心の相談室」を開設、被災者の心に寄り添う活動を始めたのです。

それを受けて、宗教学者たちが宗教者災害支援連絡会を設立。翌2012年には、東北大学に臨床宗教師の養成講座が開設されました。その後、龍谷大学などでも養成が始まり、2018年3月現在で8つの大学や研究機関が養成研修を行っています。

臨床宗教師の認定制度も設けられ、資格認定審査を通った「認定臨床宗教師」は、2018年3月現在146名。認定審査は年に2回行われますから、認定者は今後どんどん増えていくと思います。

台湾と日本の臨床宗教師の違いは？

台湾の臨床宗教師との大きな違いは、まず、台湾の臨床宗教師が仏教の僧侶だけを対象にしているのに対して、日本の臨床宗教師は宗教宗派を問わない点です。仏教の僧侶が最も多いのですが、僧侶である必要はなく、神道でもキリスト教でもイスラム教でも、宗教者であればいいのです。ただし、布教・伝道を目的とせず、相手の価値観を尊重してケアに当たるという点は、台湾も日本も変わりません。

養成研修のカリキュラムも異なります。台湾では台大医院が養成に関わっていますから、医学教育がしっかりなされています。台湾の臨床宗教師は、医療の知識がしっかり身についているのです。ところが日本では、少なくとも私が受けた臨床宗教師の養成研修には、医学がまったく含まれていませんでした。患者さんが今どのような状態にあるかを理解するためにも、医学教育が大事だと思うのは、私だけでしょうか。

医学的知識を表に出す必要はありませんが、医学的知識なしに、「光が見える」と言われたとき、的確な対応ができるのでしょうか。すでに着地態勢に入った人を、励ましてしまったりすることはないのでしょうか。逆に、「もうダメだ」と言っているけれど、頑張れば元気になれる人を励まさず、看取りモードに入ってしまったりすることはないのでしょうか。

日本の場合、カリキュラムは養成している大学や研究機関によって異なります。宗教学や心理学、カウンセリング、スピリチュアル・ケアなどを学ぶという大枠はほぼ同じですが、学ぶ期間は半年のところもあれば、1年間のところもあります。また、月に1回スクーリングに行けばいいところもあれば、週4日通わなければならないところもあるなど、バラバラです。

認定に際しては、いずれかの養成研修を修了したか、臨床宗教師に類する臨床経験が300時間以上あることが条件で、あとは所定の書類を提出すれば認定されます。臨床経験を積み、先輩たちに認められなければ臨床宗教師と名乗れない台湾に比べると、研修を修了しさえすればいいというのは、いささか安易な認定基準かもしれません。

医療と宗教の連携が課題

また、日本には医療機関と臨床宗教師を結ぶ仕組みがありません。台湾では、台大医院を退院するときに、精神的サポートが必要だと思われる患者さんには、病院から大悲学苑に依頼があります。患者さんの家族が、大悲学苑を直接訪ねて依頼することもできます。

日本の場合、今現在臨床宗教師としてホスピスや在宅医療の場で活動している人は、ごく少数です。しかも、おそらく人づてが大多数だと思います。私自身も、講演会に来てくださった人や知り合いからの紹介がほとんどです。つまり、個人的に請け負ったケースがほとんどのため、臨床宗教師の存在自体が多くの人の知るところとならない、という問題がありま す。

さらに、ホスピスや患者さんとのつながり自体が既得権化してしまい、ほかの臨床宗教師が入れないという問題もあります。スキルが低い、あるいは適性がないと判断されるような場合でも、ほかの臨床宗教師の目が届かないために、問題が表面化するのが遅れる危険性があります。本来であれば、複数の臨床宗教師が、互いに切磋琢磨し合える環境であるべきなのです。

このような状況ですから、日本では患者さんが個人的に臨床宗教師を頼みたいと思っても、どうすればいいかわからないのではないでしょうか。

個人的に頼むには、人づてのほか、お寺のホームページなどから直接頼む、日本臨床宗教師会に依頼する、という方法があります。日本臨床宗教師会に依頼した場合は、その地域の支部に依頼が回り、支部の中の誰かが行くことになります。おそらく、患者さんが臨床宗教師を選ぶことはできないでしょう。

ここで問題になるのは、僧侶に対する日本人の気持ちです。台湾のように、僧侶が出家者であり、尊敬される存在であれば、どの人が来ても文句はないでしょう。しかし、日本ではどうでしょうか。ただ、だからといって人づてでいいかといえば、人づてにアクセスできる範囲は限られています。だいいち、人づてに頼んだ臨床宗教師でも、意に沿わないことはあるでしょう。

やはり、台大医院と大悲学苑の連携のように、入院中から臨床宗教師が関わっていて、在宅になっても関わるという関係が作れれば、それがいちばんいいのではないでしょうか。料金の問題も、緩和ケアの一環として、臨床宗教師に医療保険の点数がつくようになれば、それがいちばんいいように思います。ただしそれには、臨床宗教師を入れたことによって、無駄な延命治療などをせずに済み、医療費がこれだけ削減できたというエビデンス、すなわち証拠が必要です。エビデンスが集まり、臨床宗教師がスピリチュアル・ケアに公に携われるようになれば、在宅での看取りがもっとずっと楽になるはずです。

とはいえ、臨床宗教師が緩和医療に公的に携わるには、医療の知識を身につけるなど、スキルを向上させる必要がありますし、切磋琢磨し合える環境を整えるといった課題もあります。それでも、臨床宗教師がスピリチュアル・ケアを担う日は、そう遠くないと私は思っています。

年間の死者数が１３０万人以上という多死時代を迎えた日本では、病床数が足りないという面からも、医療費削減の面からも、否応なく自宅で最期を迎える人が増えていきます。けれども、安心して在宅での看取りができなければ、結局最後の最後に救急車を呼んでしまい、望まない延命治療を受けざるを得なくなるかもしれません。そうなれば、一刻を争う状態の人が救急車を呼んでも来ない、緊急入院させるべき人にベッドがない、といった事態が頻発する上に、医療費の削減もできないでしょう。

これを乗り切るには、誰もが安心して、在宅で看取りのできる仕組みが必要です。そして、その仕組みの実現には、臨床宗教師の活用が不可欠だと思うのです。

あとがき

この本をまとめるにあたり、あらためて、夫と過ごした最後の日々を振り返りました。いくつもの場面を鮮明に覚えているのに、それらが何月何日の出来事だったかがわからない。時間の流れは決して前後することなく流れているはずなのに、思い出す場面が時間軸に沿って並ばないのです。

最後の半年間、とくに休職して夫と24時間ずっと一緒に過ごすようになった頃の一日一日には、さまざまなことがあり過ぎて、心が千々に乱れ過ぎて、それなのに、どこか私の魂のようなものはいつも私の真ん中になくて、すべてが今となっては濃い霧の彼方にあるようです。でも、その霧の中から、時折、切り取られたような一瞬の情景が鮮明に色を放ちながら、ふわあ、ふわあ、と浮かんできます。

ある朝、素晴らしくよい天気で、台所の窓から入り込む明るい陽の光に浮かれ、洗い物をしながら思わず鼻歌が漏れ出ていたとき、いつのまにかベッドから起き出してきた彼が台所のドアのところに立っていて「君の声が響いている家の中はいいね」と笑っていたこと……。

「ゆこさ～ん、ゆこさ～ん」と2階の彼の仕事部屋から呼ぶ声がするので、慌てて駆け上がっていくと、いつものように仕事用のパソコンの前に足を組んで座っていて、その姿を見たらホッとして思わず「なによ、びっくりするじゃない！」と言った私に静かに握手を求めてきた、あの時の彼の手のぬくもり……。

眠ってばかりいる状態から時折目を開けては力ない声で「この家の下には格納庫があるから、オレが死んだらそこにしまって」と言うのを「なにボケたこと言ってるの！」と笑い飛ばしてしまったあの夜……。

ひとつひとつの場面が、ふわあっと浮かんできては、また霧の底に深く沈んでゆきます。

あのとき自分が何歳だったのか、世の中は何年だったのか、子どもたちはどうしていたのか、春だったのか夏だったのか、まったく覚えていません。彼がいたあの時のこの家は、幾重にも繭でくるまれ、社会からも、時の流れからも隔絶されて、まったく別の次元に存在していたような気がします。

私も子どもたちも、買い物や登校で家から出かけると外の世界と通じるのですが、玄関のドアを開けて家の中に入り、ドアを閉めると、また、彼を中心とした世界の住人となって、静かで濃密な繭の中、外の世界とはまったく異なる時間軸と価値観で暮らしていました。

彼という「真ん中」を看取り、彼が結んでいた世界からこちら側に戻ってくるまでには、それなりの時間がかかりました。私はずいぶん長い間「彼を殺してしまったのは私だ」という思いにからめとられていたのです。その思いは、いまも不意に襲ってくる大地の揺れのように、時折私を揺らします。繰り返しの経験から、揺れには逆らわず、身を任せて、滂沱《ぼうだ》の涙の底まで沈んでしまった方がいいことがようやくわかりました。沈みきって足がつけば、底を蹴ってなんとかあがってくることができる。それを私に教えてくれたのは、時間という妙薬です。

もうひとつの私の支えは、高野山での修行中に観させていただいた心象風景です。護摩修行では、まず三世諸仏の名を唱え、護摩壇に呼び集めます。すっかりお集まりいただいてから、やおら火を放ち、護摩木を焚き上げてゆきます。炎の鎮まった後の釜の中に残る灰は修行者に「邪心があれば黒、清い心であれば白くなる」といわれます。

護摩修行を繰り返すうちに、ある日、観させていただいたのは、人が生まれて死ぬことの理《ことわり》でした。

真っ暗な宇宙の隅々から、小さな、小さな粒（仏）が、長い時間をかけていくつもいくつも呼び集められる。そこに、小さな火種（生）を放つと集まった粒は実（人）となって立ち上がる。放たれた火は最初小さく燃えはじめ（乳児）、段々と燃え上がり（学童）、時に消えそうになり、時に煙をあげながら（青年）、ついには大きく大きく、燃え盛る（成人）。やがて、盛りを超えた炎は勢いを失い（老年）、消えていく（死）。釜の中に残った真っ白な灰は、まさに火葬場の釜の中から引き出されてきた彼の骨と同じ白さでした。実から解き放たれた粒はまた宇宙に霧散してゆきます。そして再びいつか、呼び集められ、また生まれるのです。彼を火葬したあの日は一滴も出なかった涙とともに、私はすべてが腑に落ちました。

医療の現場に戻ると、私が頭ではなく体で感じた言葉では表現しがたいこの感覚を、同じように体で感じている方がいらっしゃることに気づきました。それは、逝こうとしている人。そして、逝く人を見送ろうとしている人たちでした。私は、その方々とこの感覚をひっそりと話し合っているだけです。それが「死にゆく人の心に寄りそう」ことになるのかどうか、私にはわかりません。

七回忌を迎えるこの時に、このように振り返る機会を与えてくださいました光文社新書編集部の三宅貴久さん。また、まとめるにあたり根気よく私の拙《つたな》い話に耳を傾けてくださいました佐々木とく子さん。お忙しい中、内容に目を通しご指導くださいました師僧・千光寺住職大下大圓先生、榎本クリニック理事長・榎本稔先生。そして、私の疑問に医学的な立場から真摯にお答えくださいました新板橋クリニック院長・清水公一先生に、心から感謝を申し上げます。そして、たぶん、こっそりお膳立てをしておいてこちらの喜ぶ顔を見ながら得意げに鼻をふくらます習性があった彼の仕業だろうことにも、感謝します。

勝手に思い込んでいるところもあれば、解釈が間違っているところもあります。でも、もし、私にお伝えできることがあるとすれば、あやふやなところはあやふやなまま、「死」というエネルギーの変換地点を超えるときに生じたさまざまな出来事をお話しすることのみと思い、釈迦に説法、失礼千万とは思いながら、筆をとらせていただきました。

今後しばらくは、ますますたくさんの人が亡くなってゆく多死時代が続くそうです。私ごときにできることなどなにもありはしませんが、「死」というものをきれいごとのオブラートに包んで、食べることのできない飾りにしてしまうのではなく、やはり「死」は怖くて、嫌で、哀れで、悲しいものだと、それをそのまましっかり味わうことを許される看取りの場と文化を取り戻したいと思っております。

いずれにしても、私たちの時間は決して止まらず、流れてゆきます。ときどき、「今、自分は護摩修行でいったらどのくらい燃えている頃だろうか」「あとどれくらい、燃え続けるのだろうか」と考えることがあります。答えは知る由もありません。また、人間ごときにどうこうできるものでもありません。

でも、これだけはわかっています。もしかすると「毎日、目の前のことに必死に対処しているだけだ」と思っていらっしゃるかもしれませんが、そのうしろ姿を、仏様は必ず見てくださっています（私にとっては仏様ですが、みなさまにとっては、亡くなったお母さんだったり、おばあちゃんだったり、可愛がっていたワンちゃんだったりするかもしれません）。

私たちが残す真っ白い灰は、次の世代にきっと何かを伝えるでしょう。それまで、まだまだ燃え盛ろうではありませんか。そして、粒に戻ったら、どこかでまたお会いしましょう。次は同じ護摩壇に集められて、一緒に実をつくり出すことになるやもしれません。そのときは、どうぞよろしくお願い申し上げます。

2018年12月

玉置妙憂

参考文献

平成29年度　人生の最終段階における医療に関する意識調査結果
https://www.mhlw.go.jp/file/05-Shingikai-10801000-Iseikyoku-Soumuka/0000200749.pdf

日本人の国民性調査
http://www.ism.ac.jp/kokuminsei/table/index.html

国立がん研究センター　がん情報サービス
https://ganjoho.jp/public/index.html

厚生労働省　緩和ケア
https://www.mhlw.go.jp/stf/seisakunitsuite/bunya/kenkou_iryou/kenkou/gan/gan_kanwa.html

ＮＰＯ法人日本緩和医療学会
https://www.jspm.ne.jp

「宗教年鑑　平成29年版」
http://www.bunka.go.jp/tokei_hakusho_shuppan/hakusho_nenjihokokusho/shukyo_nenkan/pdf/

h29nenkan.pdf

コンビニエンスストア統計データ
http://www.jfa-fc.or.jp/particle/320.html

日本の将来推計人口
http://www.ipss.go.jp/pp-zenkoku/j/zenkoku2017/pp29_ReportALL.pdf

内閣府　高齢化の状況
https://www8.cao.go.jp/kourei/whitepaper/w-2018/html/zenbun/s1_1_1.html

安寧緩和医療条例
http://www.tho.org.tw/xms/toc/list.php?courseID=14
http://www.cape.bun.kyoto-u.ac.jp/wp-content/uploads/2015/12/59584e2dd0c9b07b5e59f2e55efd256c.pdf

死の質
https://eiuperspectives.economist.com/sites/default/files/2015%20EIU%20Quality%20of%20Death%20
Index%20Oct%2029%20FINAL.pdf

台湾の宗教
https://jp.taiwan.net.tw/m1.aspx?sNo=0003009
https://jp.taiwantoday.tw/news.php?unit=190,416&post=74760
https://ja.wikipedia.org/wiki/ 台湾の宗教

臨床宗教師
「産経新聞」２０１８年8月1日夕刊

イオンのお葬式
https://www.aeonlife.jp/expense/option/buddhistpriest.html

仏教と医療
『日本仏教の医療史』新村拓著　法政大学出版局
『死と病と看護の社会史』新村拓著　法政大学出版局
『病を癒す仏教僧　―日本中世前期における医療救済―』長崎陽子　龍谷大学 人間・科学・宗教 オープン・リサーチ・センター「仏教生命観に基づく人間科学の総合研究」研究成果２００８年度報告書 所収
https://buddhism-orc.ryukoku.ac.jp/old/ja/annual_report_ja/annual_report_2008_365-374_ja.html

玉置妙憂（たまおきみょうゆう）

看護師・看護教員・ケアマネジャー・僧侶。東京都中野区生まれ。専修大学法学部卒業。夫の〝自然死〟という死にざまがあまりに美しかったことから開眼し出家。高野山真言宗にて修行を積み僧侶となる。現在は、現役の看護師として小岩榎本クリニックに勤めるかたわら、院外でのスピリチュアルケア活動を続ける。「一般社団法人介護デザインラボ」の代表として、子どもが“親の介護と看取り”について学ぶ「養老指南塾」や、看護師、ケアマネジャー、介護士、僧侶が学ぶ「スピリチュアルケアサポーター養成講座」を開催。さらに、講演会やシンポジウムなど幅広く活動している。著書に『まずは、あなたのコップを満たしましょう』（飛鳥新社）がある。

死《し》にゆく人《ひと》の心《こころ》に寄《よ》りそう 医療《いりょう》と宗教《しゅうきょう》の間《あいだ》のケア

2019年1月30日初版1刷発行
2019年6月5日　　4刷発行

著　者 ── 玉置妙憂
発行者 ── 田邉浩司
装　幀 ── アラン・チャン
印刷所 ── 萩原印刷
製本所 ── ナショナル製本
発行所 ── 株式会社光文社
東京都文京区音羽1-16-6（〒112-8011）
https://www.kobunsha.com/
電　話 ── 編集部03（5395）8289　書籍販売部03（5395）8116
業務部03（5395）8125
メール ── sinsyo@kobunsha.com

 ISBN 978-4-334-04391-9

954
警備ビジネスで読み解く日本
田中智仁

警備ビジネスは社会を映す鏡――。私たちは、あらゆる場所で警備員を目にしている。だが、その実態を知っているだろうか？「社会のインフラ」を通して現代日本の実相を描き出す。

978-4-334-04360-5

955
残業の9割はいらない
ヤフーが実践する幸せな働き方
本間浩輔

あなたの残業は、上司と経営陣が増やしている。「1 on 1」「どこでもオフィス」など数々の人事施策を提唱してきたヤフー常務執行役員が「新しい働き方」と「新・成果主義」を徹底解説。

978-4-334-04361-2

956
私が選ぶ名監督10人
采配に学ぶリーダーの心得
野村克也

川上、西本、長嶋、落合…監督生活24年の「球界の生き証人」が10人の名将を厳選し、「選手の動かし方」によって5タイプに分類。歴代リーダーに見る育成、人心掌握、組織再生の真髄。

978-4-334-04362-9

957
地上最大の行事　万国博覧会
堺屋太一

六四二一万人の入場者を集め、目に見える形で日本を変えた70年大阪万博の成功までの舞台裏を、その総合プロデューサーであった著者が初めて一冊の本として明かす！

978-4-334-04363-6

958
一度太るとなぜ痩せにくい？
食欲と肥満の科学
新谷隆史

いつか痩せると思っていても、なかなか痩せられない……。肥満傾向のある人、痩せられない人のために最新の知見を報告。健康に生きるヒントを伝える。【生物学者・福岡伸一氏推薦】

978-4-334-04364-3

959
アップルのリンゴはなぜかじりかけなのか？
心をつかむニューロマーケティング
廣中直行

商品開発は、今や「脳」を見て無意識のニーズを探る科学の時代だ。「新奇性と親近性」、「計画的陳腐化」、「単純接触効果」、「他者の力」。認知研究が導いたヒットの方程式を大公開。

978-4-334-04365-0

960
松竹と東宝
興行をビジネスにした男たち
中川右介

歌舞伎はなぜ松竹のものなのか。宝塚歌劇をなぜ阪急が手がけているのか。演劇を近代化した稀代の興行師、白井松次郎・大谷竹次郎兄弟と小林一三の活躍を中心に描いた、新たな演劇史。

978-4-334-04366-7

961
フランス人の性
なぜ「#MeToo」への反対が起きたのか
プラド夏樹

高齢者であってもセックスレスなどあり得ない。子どもに8歳から性教育を施す。大統領も堂々と不倫をする。「性」に大らかな国・フランスの現在を、在仏ジャーナリストが描く。

978-4-334-04367-4

962
土　地球最後のナゾ
100億人を養う土壌を求めて
藤井一至

世界の土はたった12種類。毎日の食卓を支え、地球の未来を支えてくれる本当に「肥沃な土」は一体どこにある？　泥にまみれた研究者が地球を巡って見つけた、一綴りの宝の地図。

978-4-334-04368-1

963
もしかして、私、大人のADHD？
認知行動療法で「生きづらさ」を解決する
中島美鈴

ADHD（注意欠如・多動症）とは、先天的な発達障害のひとつ。最近の研究で、大人になってもADHDの症状が残ることがわかってきた。最新の知見と対処法のエッセンスを伝える。

978-4-334-04369-8

964
品切れ、過剰在庫を防ぐ技術
実践・ビジネス需要予測
山口雄大

「いつどれくらい売れるのか?」を予測し、適切な量と頃合いでの商品供給を可能にする、製造業には欠かせない「需要予測」の技術を実践的に学ぶ。明日からすぐに役に立つ!

978-4-334-04370-4

965
〈オールカラー版〉究極のお洒落はメイド・イン・ジャパンの服
片瀬平太

流行、ブランド、品質、値段……。本当に身になるファッションは何か。結論は「日本製服飾品」だった! 日本中を駆け廻る徹底取材でメイド・イン・ジャパンの真の魅力を明らかに。

978-4-334-04371-1

966
オリンピックと東京改造
交通インフラから読み解く
川辺謙一

首都高、東海道新幹線、モノレール、羽田空港。1964年の五輪に合わせて多くのインフラが整備された。「未成熟な巨人」といわれた東京は、五輪とともにいかにして発展してきたのか。

978-4-334-04372-8

967
劣化するオッサン社会の処方箋
なぜ一流は三流に牛耳られるのか
山口周

近年相次ぐ、いいオトナによる下劣な悪事の数々は必然的に起きている——ビジネス書大賞2018準大賞受賞著者による、日本社会の閉塞感を打ち破るための画期的な論考! 緊急出版。

978-4-334-04373-5

968
図解 宇宙のかたち
「大規模構造」を読む
松原隆彦

私たちが住んでいる宇宙とは、一体いかなる存在なのか。宇宙の大規模構造を探ることは、宇宙の起源に迫ることに直結している。実証的アプローチで迫る、宇宙138億年の真実。

978-4-334-04374-2

969
秘蔵カラー写真で味わう60年前の東京・日本
J・ウォーリー・ヒギンズ

アメリカ出身、日本をこよなく愛する「撮り鉄」が、当時は超贅沢だったカラーフィルムでつぶさに記録した昭和30年代の東京&日本各地の人々と風景。厳選382枚を一挙公開。

978-4-334-04375-9

970
100万円で家を買い、週3日働く
三浦展

家賃月1万円で離島で豊かに暮らす／狩猟採集で毎月の食費1500円……。お金をかけずに、豊かで幸せな生活を実践する人々の事例を「再・生活化」をキーワードに紹介。

978-4-334-04376-6

971
ルポ 不法移民とトランプの闘い
1100万人が潜む見えないアメリカ
田原徳容

トランプ就任以降、移民への締め付けを強めるアメリカ。それでもなお、様々な事情で「壁」を越えてやってくる人々がいる。排除と受容の狭間で揺れる「移民の国」を徹底取材。

978-4-334-04377-3

972
パパ活の社会学
援助交際、愛人契約と何が違う？
坂爪真吾

女性が年上の男性とデートをし、見返りに金銭的な援助を受ける「パパ活」が広がりを見せている。既存の制度や規範の縛りから自由になった世界の「生の人間関係」の現実とは？

978-4-334-04378-0

973
百まで生きる覚悟
超長寿時代の「身じまい」の作法
春日キスヨ

なぜ多くの高齢者は「子どもの世話にはならない」と言いつつも、結局「成りゆき任せ」「子どもに丸投げ」になってしまうのか？元気長寿者らへの聞き取りから学ぶ、人生100年時代の備え。

978-4-334-04379-7

974
暴走トランプと独裁の習近平に、どう立ち向かうか？
細川昌彦

国際協調を無視して自国利益第一で世界をかき乱す「米国問題」と〝紅い資本主義〟のもと、異質な経済秩序で超大国化する「中国問題」への解決策は。元日米交渉担当者による緊急提言。

978-4-334-04380-3

975
自炊力
料理《レシピ》以前の食生活改善スキル
白央篤司

面倒くさい？　時間がない？　料理が嫌い？　そんなものぐさなあなたに朗報！　コンビニパスタ×冷凍野菜など、作らずに「買う」ことから始める、新しい「自宅ご飯」のススメ。

978-4-334-04381-0

976
お金のために働く必要がなくなったら、何をしますか？
エノ・シュミット
山森亮
堅田香緒里
山口純

ベーシックインカム――生活するためのお金は無条件に保障される制度――は、現在、世界各地で導入の議論が盛んになっている。お金・労働・所得・生き方などの価値観を問い直す。

978-4-334-04382-7

977
二軍監督の仕事
育てるためなら負けてもいい
高津臣吾

プロ野球、メジャーリーグでクローザーとして活躍し、韓国、台湾、BCリーグでもプレー経験を持つ現役二軍監督の著者が、定評のある育成・指導方法と、野球の新たな可能性を語りつくす。

978-4-334-04383-4

978
武器になる思想
知の退行に抗う
小林正弥

事実よりも分かりやすさが求められるポピュリズムの中で主体的に生きるには、判断の礎となる「思想」が不可欠だ。サンデル流・対話型講義を展開する学者と共に「知の在り方」を考える。

978-4-334-04384-1

979
残念な英語
間違うのは日本人だけじゃない
デイビッド・セイン

他の非英語圏の人たちも、実はネイティブだってミスをする。人気講師が世界中の「残念例」を紹介。言葉は手段、外国語だから間違って当然という姿勢で、どんどん話して身につけよう！

978-4-334-04385-8

980
残業学
明日からどう働くか、どう働いてもらうのか？
中原淳＋パーソル総合研究所

一体なぜ、日本人は長時間労働をしているのか？　歴史、習慣、システム、働く人の思い――二万人を超える調査データを分析し、あらゆる角度から徹底的に残業の実態を解明。

978-4-334-04386-5

981
認知症の人の心の中はどうなっているのか？
佐藤眞一

日常会話によって認知症の人の心を知り、会話を増やすためのツール「CANDy」とは。認知症の人の孤独、プライド、喜び、苦しみ――最新の研究成果に基づくその心の読み解き方。

978-4-334-04387-2

982
恋愛制度、束縛の2500年史
古代ギリシャ・ローマから現代日本まで
鈴木隆美

西欧の恋愛制度が確立していく歴史を追うとともに、それが日本に輸入され、いかにガラパゴス化したのかを、気鋭のプルースト研究者が軽妙な筆致で綴る。

978-4-334-04388-9

983
ぶれない軸をつくる東洋思想の力
田口佳史　枝廣淳子

西洋中心主義の限界を乗り越え、愉快な人生を過ごす方法とは？　東洋思想の第一人者と環境ジャーナリストがタッグを組んだ、人生一〇〇年時代の新しい生き方の教科書。

978-4-334-04389-6

光文社新書

984
外国人に正しく伝えたい日本の礼儀作法
小笠原敬承斎

食事や公共の場、神社やお寺での作法とは。清潔さや勤勉さを重視する理由は。日本の文化やしきたり、日本人が大切にしている習慣や振る舞いについて、真の意味から説き起こし、学び直す。

978-4-334-04390-2

985
死にゆく人の心に寄りそう
医療と宗教の間のケア
玉置妙憂

死の間際、人の体と心はどう変わるのか? 自宅での看取りに必要なことは? 現役看護師の女性僧侶が語る、平穏で幸福な死を迎える方法と、残される家族に必要な心の準備。

978-4-334-04391-9

986
吃音の世界
菊池良和

言葉に詰まること=悪いこと? 吃音症の人は一〇〇人に一人の割合で存在し、日本には約一二〇万人いると言われている。自ら吃音に悩んできた医師が綴る、自分と他者を受け入れるヒント。

978-4-334-04392-6

987
世界一のメートル・ドテルが教える
利益を生むサービス思考
宮崎辰

サービスは、おもてなしにあらず。サービスは「商品」であり、お店や企業の営業ツールであり、ブランドの源泉でもある。世界一に輝いた著者が、新時代のサービスを詳らかにする。

978-4-334-04393-3

988
その落語家、住所不定。
タンスはアマゾン、家のない生き方
立川こしら

立川志らく師匠推薦! 身一つで世界中の落語会を飛び回る、家さえ持たない究極のミニマリストである著者が、自らの生き方哲学と実践を初めて明かす。

978-4-334-04394-0